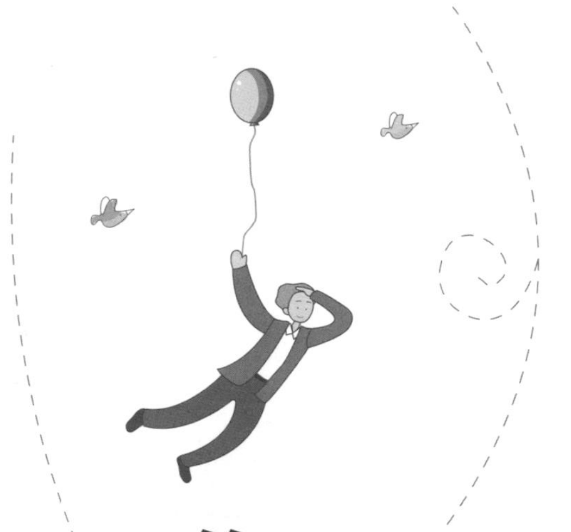

您也害怕孤獨嗎？

解析邊緣性人格

An Insight into the Borderline Personality Disorder

高育仁 著

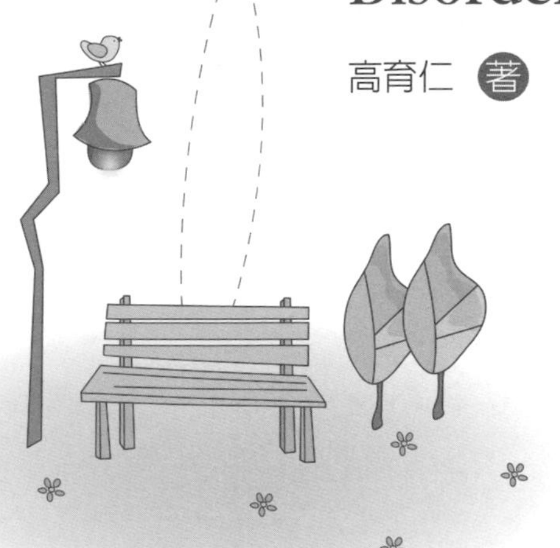

推薦序

從小，我就在一個家庭氛圍不好的環境成長，自從有記憶以來，父母親經常爭吵，偶有彼此出手的情況，雖不致導致雙方受傷，卻早已悄悄地在我心裡埋下「脫逃」的種子！

經歷過兩段感情，時間都在五年左右，第二段感情讓我決定走入婚姻。這段婚姻維持了十二年，終究劃上句點。省思婚姻之路，老實說，我曾經怨恨過我的父母，原來，走入婚姻只是我想逃離原生家庭的唯一途徑（在當時）。只不過這怨恨之念並未停留在心中太久，因為後來我想通了一個道理：沒有我的父母親，便沒有我！

縱使離婚兩年，我仍不敢告訴母親，因為母親隨著年歲增長，情緒波動起伏愈大，家裡的氣氛一年比一年更糟。這些年來，我也算是家裡的靈魂人物，尤其近年來有種莫名的動念，讓我對父母親的原生家庭、成長背景想更進一步的了解，便總是在與父親小酌同時，聆聽父親娓娓道來……。

看了高老師的著作《您也害怕孤獨嗎？解析邊緣性人格》，我才明白，原來母親便是所謂邊緣性人格！外婆 50 幾歲年紀輕輕便喝農藥自殺，母親則因為外公拿取隔壁鄰村的聘金，要將她嫁給一名莫名男子，繼而逃離家鄉北上台北，在一家日本料理店工作，因此結識父親。被遺棄的內在恐懼其實一直存在母親心中好多年。當我從父親那兒得知母親的成長背景，更加心疼！閱讀了高老師的著作後，更加了解母親，也更能理解情緒背後的元兇。我明白，唯有給予母親更多的疼惜與關愛（尤其是父親丈夫的角色），才能撫平母親體內的魔鬼。

之後，我開始質疑，在這樣的家庭成長，是否也遺傳了母親的邊緣性人格。高老師建議我進入羅吉斯心理諮商所網站（www.rogersc.com）做「憂鬱症、邊緣性人格、焦慮症自我檢測」。將時間拉回十幾年前，用以當時的情緒狀態加以檢測。檢測結果，是「中度憂鬱症」，雖然另外兩項檢測結果，證明我的心理是健康的。但我決定尋求高老師的協助，找出心中疑惑。

與高老師的結識或許是冥冥中之必然（至少我是這麼想的）。咀嚼這本書的同時，我亦嘗試著與自己對話。從閱讀的一開始到最後一頁，從書中無論是媒體社會新聞案例，或是高老師諮商的個案，無不提醒我們，人的性格養成來自原生家庭（照顧者）的依附關係與對待，這是最強大的連結。

童年記憶的召喚，讓我重新進入時光隧道，喚醒了深藏多年父母失和對我的負面影響，但也化解並且讓我走過這悲傷。因為我逃不開躲不掉，這經歷和記憶包含在我生命之中，是生命走過的足跡，是一段生命不可被抹滅的過程。也許這段過程有點意料之外，有些讓人震驚，不想接受，但生命仍必須學習面對這未知的旅程。我必須在當中學會去拋掉不適合生命的部分，讓自己重新接納生命所需要改變的部分。本書赤裸裸的揭露我內心底層那從未開啟的潘朵拉盒子，卻也療癒了我生命中難以承受之重。

現在的我，很幸福。凡走過必留下痕跡，生命中所發生的一切，無法抹滅！好的、不好的（不一定是壞的）終將為自己留下扉頁。

原來，27、28 歲當時想結束自己生命的波瀾，再回首！開始未必開始；結束未必結束。

相信您閱畢此書，也將認為這是一本值得推薦他人閱讀的好書。

李靜萍
碩士畢業，教育工作者
現職為親職教育、生命教育講師，
海峽兩岸心理諮詢協會親子教育主任委員
愛你一輩子志工，蒲公英天使志工

序文

我們每天翻開報紙，閱聽社群大小事物，總有些事情難以理解，例如：

為什麼：

省吃儉用，卻樂此不疲的養一大群寵物？

無法培養興趣嗜好，卻沉迷於菸酒、毒品？

須永遠有熱戀的感覺，無法忍受平淡感情？

極端思考，不容灰色地帶，不是深藍，就是深綠？

遇到情傷，女性會割腕，男性會捶牆成傷？

無法忍受女友穿著暴露？

即便體重過重，仍瘋狂飲食？

一輩子為情所困，甚至成為恐怖情人？

本書將為您一一解答。

現代人因情感衝突而失戀、分居、離婚比比皆是，個性不和該是伴侶分手、離婚的最大原因，依據我多年諮商經驗，邊緣性人格的強勢、急躁、極端、情緒、壓抑，或慣於操控親近的人，應是將籠統的個性不和因素加以具體化，您該能發現以上所出現的各種情緒反應，充斥於我們社會各個角落，如果我們能通曉此人格的來龍去脈，並適時調整改善，相信能避免許多不必要的情感衝突與離異，畢竟我們最重要的人生課題是維繫和諧情感與婚姻幸福。本書的寫作目的就是企圖揭開此複雜難懂、長久以來被忽略的邊緣性人格神祕面紗。

您可能好奇，為何有些人能享受孤獨，可單獨浪跡天涯，有人卻害怕孤獨，無法獨自忍受漫漫長夜，如果親人離異，或伴侶提出分手，會像中了魔一般，出現心神不寧的情緒反應，我們經常藉由媒體知道，平常溫和理性的正常人，會為了情感傷人或自殺，甚至痛下殺手，冷血的背後，其實潛藏著心魔，如果我們任憑這可怕的心靈魔鬼任意流竄，仍會有很多無辜生命受到傷害。本書將引導您了解人類心魔，希望能遏止充斥著社會版面的人倫悲劇。

本書結稿前，雲林發生一位17歲少女，因父親將外遇所生3歲女兒帶回家中撫養，在備受冷落之餘，曾於臉書表示：「家不像家、家人不像家人」、「一個人，慣了」、「我恨過年！」等悲憤語言後，一位師長眼中乖巧的青少女，竟以尖刀刺死同父異母妹妹。在此之前，成長於冷漠家庭的北捷殺人兇嫌鄭捷，其殺人動機至今未明，如果我說這同樣是極端孤獨後所啟動的變態行為，應離事實不遠，遺憾的是，很多人仍渾然不知孤獨會令人抓狂，甚至釀成恐怖悲劇。

寫書需要動能，缺乏足夠動能，就很難讓人下筆，這本書的動能來源是：身為心理諮商工作者，過去二十年來的諮商專業聚焦於憂鬱與焦慮，從 2010 年初始，我發現諮商中的憂鬱症個案

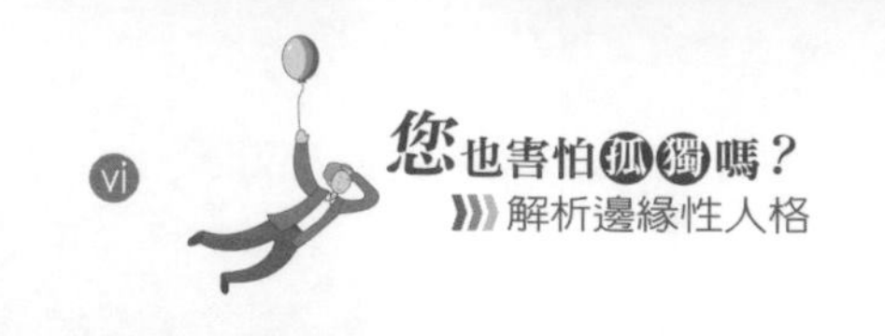

有許多人同時符合邊緣性人格診斷標準，為了精確掌握兩症的關聯度，我開始將過往諮商前所使用的憂鬱、焦慮心理測驗置入邊緣性人格測試，結果在憂鬱症個案中，發現約有八成同時出現邊緣性人格問題，也就是兩者的共病性（comorbidity）偏高，過去我們知道原生家庭、童年經驗、父母照顧不周可能導致憂鬱症，如果閱畢此書，經過進一步探討與了解，您會認為此答案應該更易形成邊緣性人格而非憂鬱症。

以前對邊緣性人格個案的專業印象是情緒、行為與思考模式深不可測，遇到感情刺激所引發的狂躁不安、自傷、傷人等，在諮商中是戒慎的，深怕個案在諮商過程中出事、自殺，然而當我深入了解問題的根源，尤其前來諮商個案雖為情所困，也出現憂鬱、情緒、極端、恐懼寂寞等邊緣性人格問題，但他們不致有酗酒、嗑藥、自殘或自殺等典型邊緣性人格的樣態。希望本書能讓所有心理工作者改變過往成見，讓這群被忽略的中度邊緣性人格個案得到妥善治療。

本書第一篇先讓讀者知道此理論的來龍去脈，從瑞士醫師波耐（T. Bonet）於 1684 年發現部分病患出現極不穩定的情緒反應，到 1994 年DSM-IV完整列出邊緣性人格的九大標準，此人格疾患理論終於大勢底定。接著討論了此九大標準，讓您通曉邊緣性人格的症狀反應為何？我同時於第三篇加註，如遇到此困境「我們該怎麼辦」？除此九項診斷標準外，我透過這四年來近身接觸諮商個案，列出我對此症的了解，可見第 5 章「認識邊緣性人格小常識」。

多數人不清楚孤獨的產生與嬰兒時期是否被良好撫育；童年是否孤單；父母是否經常爭吵；父母是否有邊緣人格特質，或是否曾經歷分離焦慮陰影等因素息息相關。

西方心理學早在百年前就發現人類孤獨密碼，由於多年來少有人將抽象的孤獨議題加以分析與串聯，以至於與人類健康、幸福、快樂相關的心理學密碼仍因理論太過深奧而沉睡中。西方心理學界以邊緣性人格為專書，至今寥寥可數，台灣除幾本翻譯專書外，更是付之闕如，欲通曉孤獨與邊緣性人格，就該理解幾位關鍵大師們的相關論述。

第二篇在「為何罹患邊緣性人格」的主題下，希望能帶領讀者深入心理學大師們從佛洛依德發現潛意識以降，如何為這偉大理論苦心鑽研，讓世人認清嬰幼兒在心靈需求與成長中，需要照顧者更多的了解與關懷，以免孩子長大後因被愛不足而過度投射於未來伴侶。我將此書定位為大眾心理書籍，然而本篇的精神分析與客體關係論艱澀難懂，為了讓讀者能深入淺出理解其中奧祕，我盡量將之白話化，並加以註釋，讓您更能接近這些理論。

當了解邊緣性人格樣態與形成因素後，本書第三篇先試著提醒讀者從嬰幼兒、童年、青少年及成人期各階段需留意的事項，包括我們該以何種方式撫慰幼兒心靈、如何在童年階段營造家庭氣氛、如何避免青少年的邊緣性人格行為、如何維護成人的情感關係等，此篇還特別羅列「邊緣性人格的自我陪伴療法」一章，指出克服邊緣性人格除心理諮商外，也須以運動、增加興趣嗜好、擴展人際關係、練習獨處等方式面對，當克服依附他人的習慣，邊緣性人格的躁動心靈會漸次平靜，當能自我自然陪伴之際，就是邊緣性人格心理諮商發揮療效之時。

在認識為何罹患、如何改善邊緣性人格後，我們希望讀者能實際看到生活周遭的鮮活案例。第四篇首先提出邊緣性人格的核心問題：自殺傷人，先介紹了這幾年來受大眾矚目的自殺案件，東、西方兩大演藝人員，張國榮與瑪麗蓮・夢露的生平與自殺案件分析，接著也分析了 2012 年中，媒體所報導的情殺案件，最後邀請了曾前來羅吉斯心理諮商所的邊緣性人格個案，寫出他們在諮商過程的感想與回饋。

天下父母都是愛孩子的，但有些不幸的孩子，卻是因為父母在錯誤的育嬰或教育觀念中，懵懂的傷害了子女而不自知，這些孩子在欠缺愛的撫慰下，心靈如同失溫般，終其一生需要更多陪伴與關懷，他們在寂寞恐懼中企圖填滿那失溫的心靈，然而害怕分離或被遺棄恐慌中所出現的各式邊緣性人格問題，卻要由這些從小的被害者承受，為了徹底改變充斥於世間的情感悲劇，本書是寫給：

心理治療專業人員：

邊緣性人格不該是過去我們所認知的重度患者，如果您的案主在處理感情過程中，易因分手、離婚、分離，出現情緒失控、極端反應，透露出害怕分離與被遺棄而抗拒孤獨的內在恐懼，這樣的心理反應，雖未出現自殺、自傷等問題，仍可考慮被界定為中度邊緣性人格。有部分心理治療人員受到教科書及 DSM 診斷標準影響，遇到邊緣性人格個案，可能因其過度依附及嚴重自傷、自殺企圖而抗拒或轉介。本書將協助您克服障礙，讓您輕鬆愜意的接納此症個案。

邊緣性人格者的親友：

如果我們納入中度邊緣性人格診斷標準，這些過去可能被以憂鬱症為治療方向的案主，將可能被診斷為邊緣性人格者。如何深入了解，並協助這些陷入感情困境的親友，乃現代人極重要的學習課題，此書將詳盡為您揭露此症的神祕面紗，找出答案後，便能助您改善邊緣性人格親友的情感困境。

邊緣性人格者的伴侶：

如果您與伴侶的關係不佳，且對方個性強勢、急躁、情緒化，不時有操控、極端反應，因害怕孤單，有過度依附現象，這都是典型邊緣性人格現象，如果我們不明究裡，很可能會因對方的非理性而衝突不斷，長久以往，原本開朗樂觀的性格，可能因抑鬱而罹患憂鬱症，本書將引導您面對感情苦海，改善與伴侶的互動。

邊緣性人格者：

邊緣性人格是所有心理症狀中，最複雜難懂之一，它涉及嬰兒期的養育、童年期的孤單、青少年期的人際困擾，及成年期的感情問題。欲改變心理問題，如能通曉此症狀的來龍去脈，將產生事半功倍的療癒效果，這本書將帶您從童年經驗、父母性格、家庭氣氛等因素探索此人格的樣態、成因及解決辦法。

為人父母者：

如果您問我這本書最希望讓哪一族群看？我認為此書最該看

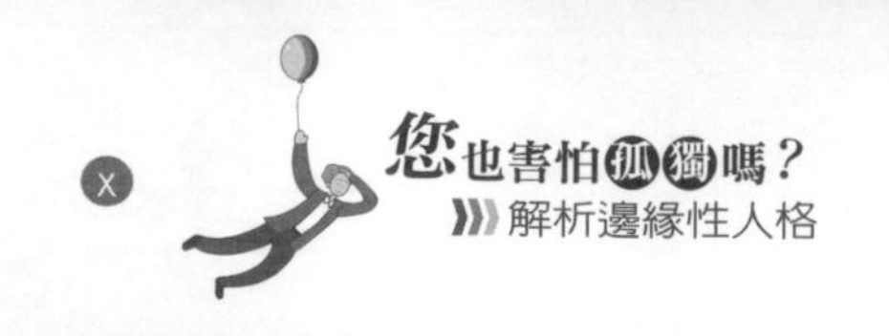

的人是為人父母者，尤其每位父母在有孩子前，心中都期許未來能孕育出健康、快樂的下一代，然而如果不先了解孩子從出生後的內心世界與基本需求，這小小的生命可能因此受到無法抹滅的傷害。這本深入淺出、適合所有教育程度閱讀的書，將教導您教育出健康的下一代。

如果您覺得第一篇的艱澀理論不易閱讀，請由最後一篇的個案故事讀起，較能吸引您的閱讀興趣。

目次

Part 3 如何改善邊緣性人格 · 95

Part 4 邊緣性人格個案分析 · 151

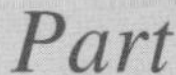

Part

1 認識邊緣性人格

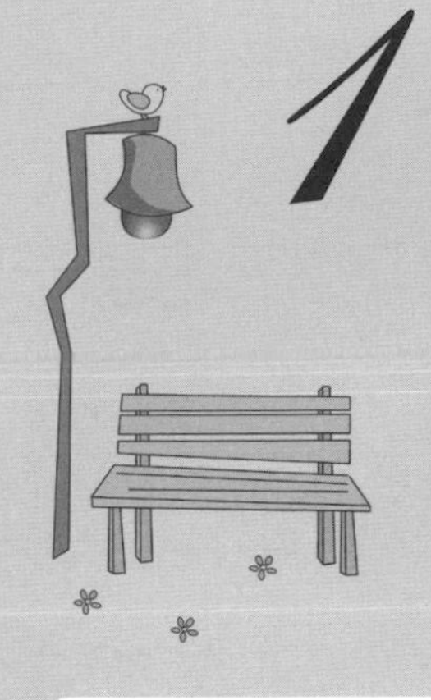

你要堅強獨立，讓自己有生活重心、
有寄託、有目標、有自己的朋友圈子。
總之，讓自己有足夠多使自己快樂的元素，
然後，很從容地接受或拒絕對方的愛。
～羅曼・羅蘭（Romain Rolland）

我在本篇開卷語，使用了羅曼・羅蘭的至理名言，顯然這位法國文豪清楚人在生活安排與感情處理上所面臨的核心問題。本書的目的是希望所有陷於感情困擾的有情人能不再為情所困，能增加自己快樂的元素，如此才能從容的接受或拒絕對方的愛，也期待人們明瞭為何我們會過度依賴他人，以致無法有自己的生活重心，在人際關係上跌跌撞撞，尤其在感情上的愛恨情仇，其中勢必有許多被忽略的問題摻雜，如果這本書能讓您在理性與感性間做出最佳抉擇，就達到這本書的目的。

本篇我們先帶領您了解邊緣性人格理論的演變與來龍去脈。

Chapter 1

邊緣性人格的歷史與由來

從 1684 年的瑞士醫師波耐到 1980 年的 DSM-III

邊緣性人格（簡稱邊緣人格，borderline personality disorder, BPD）該是最複雜且難理解的心理疾患之一，也是現代人最不能忽略的心理困擾，也許您會不以為然的說：憂鬱症才該是我們最關心的現代心理問題。沒錯！憂鬱症該是，但如果試著對照美國《精神疾病診斷與統計手冊》第五版（DSM-V），憂鬱症與邊緣人格的診斷標準，兩者相似度近八成，憂鬱症在近年的廣為關注下，已為大眾所通曉，然而長久以來躲在陰暗處的邊緣人格，相信除心理專業人員外，一般人所知有限，如果不知道此症的樣貌，就不會知道為何很多人面對孤單會痛苦難耐？為何談起戀愛來會像找到母親般的依附、黏人？為何平日看似溫和，在伴侶打算分手後，瞬間變為似惡魔般的恐怖情人？這些現象與人不都是我們經常接觸的「正常人」嗎？因此邊緣人格應是現代人最該了解的心理症狀。

了解邊緣人格的捷徑是參考美國《精神疾病診斷與統計手冊》（DSM-V）的九大診斷標準，其中蘊藏著許多心理學專家為了這複雜難懂的病症，殫精竭慮的深入釐清此症內容。我們先解釋九大標準的歷史演化，將在第二篇以理論導讀，介紹從佛洛依德的潛意識以來，在精神分析、客體關係理論，到依附關係的理論挹注下，讓我們了解人類在情感關係上的心理反應及其與邊緣人格的關係。

邊緣人格文獻中，最初的紀錄為瑞士醫師波耐於 1684 年觀察發現，有病患出現極為不穩定的週期性情緒反應，接著於 1884 和 1890 年，精神科醫師休斯（C. Hughes）和羅斯（J. Rosse）皆附和以上描述，形容此症為「邊緣性精神錯亂」（borderline insanity）。精神醫學之父克雷普林（E. Kraepelin）在 1921 年證實「過激人格」（excitable personality），當時克氏對此人格的描述已與當今所認知的邊緣人格頗為相近。數年後，精神分析師瑞奇（W. Reich）於 1925 年出版《衝動性格》（*The Impulsive Character*）一書，發現此性格同時存在兩種截然不同的情緒，且能相安無事的並存。

直到 1938 年，「邊緣人格」一詞才由史登（A. Stern）首先提出，他形容這是個難以治療，介於精神官能症與精神病（neurosis and psychosis）之情緒性病症，因此取名為邊緣（borderline）人格。1942 年，杜契（H. Deutsch）提出有些患者為了克服孤獨感，會前後判若兩人，突然改變情緒與態度，來處理內在的分離焦慮困擾，她形容這樣的人格特質者為彷佛人格（as-if personality）。當參照 DSM-V 九大診斷標準的第九項：「在瞬變中，出現與壓力有關的妄想及嚴重解離現象」。我們知道有些極度壓抑的邊緣人格者會出現多重人格及解離失神現象，杜契的解讀已接近多重人格的症狀。

1948年的DSM-I，當時的名稱叫做「情緒不穩定人格」（emotionally unstable personality disorder），二次大戰後，大家對這謎樣的心理病症仍無法勾勒出清楚輪廓，然而曙光似乎在1967、1968年開始出現，1967年肯伯格（O. Kernberg）發表〈邊緣人格組織〉（Borderline personality organization）論文，他提出此人格三大特點，與DSM診斷標準有直接關係的是自我認同障礙（identity diffusion），由於肯氏為邊緣人格理論的核心人物，我們將在第6章進一步提出他的論點。

1968年葛林克（R. Grinker）帶領一研究團隊，針對五十名病患，提出邊緣人格的研究報告，這不僅為首次較大規模的實證研究，對日後此症的診斷標準也具決定性影響，葛氏提出四項此症的亞型症狀，前三項分別為：一、瀕臨精神失常重症患者；二、似精神官能症的輕度患者；三、像杜契所說的「彷彿人格」族群；較值得注意的則是四、「核心」邊緣族群（the "core" borderline group），他發現患者有孤單、情緒不穩、自我意識不足及人際關係的互動困擾。此「四核心」診斷描述，後來分別被DSM視為重要參考依據。1968年的另件大事為DSM-II的出版，但對邊緣人格描述仍模糊不清，圍繞在精神疾病層次打轉，最常被提到的名稱為隱性精神分裂（latent schizophrenia）、循環情緒性人格（cyclothymic personality）等。

1975年，岡德森（Gunderson）與辛格（Singer）發表六項針對邊緣人格患者的診斷標準，除第三、第五項外，其餘四項皆被

DSM-III 列入主要依據，可見當年此六項標準的重要性。此六項標準分別為：

1. 伴隨憂鬱或敵意的強烈情緒。
2. 由於過往的衝動行事，經常出現自我傷害行為。
3. 因自我認同問題，導致社會適應困擾。
4. 出現短暫的精神症狀，常在非預期情況下情緒失控。
5. 在非結構性的心理測驗（按：像羅夏克墨跡測驗）中出現失神或退化反應。
6. 在依賴關係中，情緒時好時壞的迅速擺盪，形成不穩定的情感關係。

史匹澤（Spitzer）與同事們於 1979 年開始根據岡德森與柯柏（Kolb）在 1978 年所作的研究報告，加上肯伯格的「自我認同障礙」，以及葛林克所提出的四項邊緣人格亞型症狀描述，綜合各方意見後，終於在 1980 年的DSM-III標示出邊緣人格的八大診斷標準。而後 DSM 在 1987 的修訂版，首次提到邊緣人格者有被遺棄（abandonment）的內在恐懼，最後在 1994 年出版DSM-IV，最受矚目的第九項：「在瞬變中，出現與壓力有關的妄想及嚴重解離現象」被正式列入。2000 年第四版修訂版（DSM-IV-TR）出版。2013 年 DSM-V 問世，仍維持前述的九項診斷標準。

羅洛梅（Rollo May）為 20 世紀的存在主義心理學家，在《愛與意志》（*Love and Will*）（中譯本由立緒出版社出版）一書中，曾廣泛討論原魔（daimonic）概念，他認為：

> 人的心底潛藏著善、惡兩極情緒，這樣的情緒隱藏著憤怒、憎恨，也可能出現無限的關懷與愛意（極端性

格）；無法對他人開放、認同自我，以建立持久關係（自我認同障礙、人際關係困擾）；當孤獨感來襲時，那縈繞不去的邪惡威脅始終盤旋於心（無法忍受孤獨）。當極度壓抑時，會以另一種形式爆發出來，其終極表現為殺人或如同所發生的各式駭人的社會案件及殘暴行為，每個人心中都掩藏著這樣的野蠻衝動，出現謀殺、虐待，甚或發動戰爭（多重人格、情緒化）。

羅洛梅甚至點出這種性格是因對母親的需求和依靠為每個人生命經驗的一部分，尤其在嬰兒時期，更是生存的必要條件，此經驗亦是日後人格發展中，理性的必要條件。

羅洛梅對此性格的剖析，已近八成符合邊緣人格九項的診斷標準，且連性格的形成核心都清楚交代，既然他將原魔描繪得如此貼切，我們就以「原魔」一詞作為邊緣人格的內在心理動力，也就是邊緣人格的心魔就等同於原魔。

美國精神醫學會九大診斷標準

精神醫學史上的正式標示

心理問題可分為疾患（disorder）與人格疾患（personality disorder）。強迫症（obsessive-compulsive disorder）是疾患，強迫人格（obsessive-compulsive personality disorder）則屬人格疾患，憂鬱症是疾患，與其相關的人格疾患就是邊緣人格（borderline personality disorder），它是因內心潛藏分離焦慮，談戀愛時害怕被人拋棄，經常因此陷入情緒失控而致憂鬱，嚴重時可能出現自殘、自殺等行為。人格疾患較疾患複雜，屬於思考、情緒、行為的心理問題，常造成人際困擾。

前章讓您了解邊緣人格的歷史與由來後，接著就帶您進入美國精神醫學會出版的診斷手冊，以下九項症狀，是診斷邊緣人格的主要依據之一，如符合五項以上，即有可能為邊緣人格。

無法忍受被人拋棄，一旦發生，會有激烈反應

拋棄是情侶間的用詞，遺棄是親子關係用語，尤指與母親的永久分離。當邊緣人格者面臨分手或離婚，表面上是被拋棄，但主觀感受卻是被遺棄。被拋棄是因彼此不適合交往，分手過程難免感傷，但不致造成創傷；被遺棄意謂將與最重要的照顧者永久別離，由於嬰幼兒時期未感受充足母愛，因此長大後會在談戀愛時不斷尋覓那心靈欠缺的母愛，當情侶夾雜著母子（女）關係後，被遺棄者的激烈反應便易被理解。

既然將對方視同母親的照顧關係，初始可能隱藏內心對母愛的殷殷期待，一旦彼此正式交往，嬰幼兒期未被滿足的被愛期待就可能浮現，這種不切實際的期待愈深，失望就會愈大，邊緣人格者不易察覺這種主觀上被母親的呵護有何不對，當情侶間認知不同就產生磨擦，嫌隙起因通常來自當事人自認對方未盡情感照護之責，像因吃醋、跟異性談天說笑（有被忽略之感）、臨時爽約、未按時約會見面，當對方感覺當事人怪異思考及行徑，提出分手後，當事人過往曾被遺棄的潛意識經驗將再被撩起，思及將面臨孤寂的漫漫長夜，當事人因苦求原諒不成，情緒失控、自傷、傷人行為就可能出現。

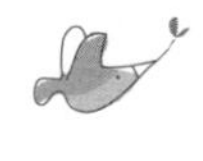

極端思考模式，黑白、對錯分明，易造成人際衝突

邊緣人格者的極端思考模式是只有對錯、好壞、是非、黑白，沒有灰色地帶，只有 0 分或 100 分，如此的極端思考在情感表達與人際互動上最為明顯，脆弱的心靈雖亟需他人陪伴，在既期待又怕被傷害的心理下，有些人知道自己陷入戀情後的異常反應，加上過往的情傷經驗，寧可刻意排拒也不輕易陷入苦澀的戀情；另一極端是一旦掌握戀情就陷入熱戀，瓊瑤式的狂風暴雨戀情能彌補母愛的不足，解決空虛與寂寞，然而彼此認識不清終將爭端不斷，尤其邊緣人格者怕被遺棄，可能出現過度操控情感的行為，像檢查手機，當伴侶欲疏遠或想另覓對象後，對邊緣人格者而言，這是想遺棄他，如此行為被解讀為徹底的背叛，既然被狠心遺棄與背叛，情緒失控後的極端思考是「你要我死，我也不會讓你好活」，極端報復曾相愛的人，潛藏著嬰幼兒期曾主觀感受被遺棄的情感連結。

客體關係理論（Object Relations Theory）先驅克萊茵率先提出嬰兒內射過程中，主觀感受的極端心理，應為邊緣人格者被診斷為極端思考的原創性理論，極端反應也能被解讀為此人格者內心經常出現的情緒失控問題。未被充分照顧的嬰兒，持續對客體的不信任，出現揮之不去的憂鬱與焦慮，如果嬰兒經常在好媽媽與壞媽媽（好、壞乳房）的混亂情緒中打轉，極端思考便逐漸成形。

自我認同障礙，自信心低，因此影響人際關係

認同障礙是自我認識模糊，致無法客觀認識、同理他人感受，由於易誤解他人，且極端思考，因此不易建立良好人際關係。

健康、成熟的個體從小能感受父母溫暖，且經歷家庭和諧氛圍，長大後自然樂於與人分享，且具備同理能力，能洞察他人的喜怒哀樂，易跟人建立合群關係；反之，就可能出現認同障礙，由於自信心不足、怯於與人互動，自我封閉後，也無法習得人際技巧，甚至不能客觀判讀他人。

缺乏同理他人能力是邊緣人格者的普遍困擾，也正是認同障礙的核心問題，當事人感情受創後，會以各種情緒或激烈手段挽回或報復傷他的人，背後因素就是缺乏同理對方在此激烈反應後的感受，我的許多個案在接受心理諮商後才發現，過去談戀愛是如何傷害對方而不自知，當知道自己的問題後，伴侶通常已遠離。

許多當事人父母本身就是邊緣人格者，這些在感情上缺乏安全感的父母企圖與子女建立不正常依附關係（依附關係該趁子女幼時建立），他們會不自覺的給予太多的愛（卻未在幼時提供），例如提供非必要的金錢、物質、做很多非必要的付出，此條件化的愛，背後暗藏著操控情感，讓子女感受壓力，這些在壓力下成長的邊緣人格者長久處於錯亂的家庭關係中，不易建立自信，無法感同身受他人反應，當行為、思考與外界出現落差後，自然無法客觀判斷自我與環境的關係。

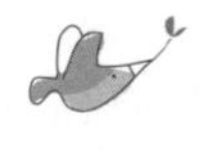

情緒低落時，會有自我傷害及放縱行為，像飆車、瘋狂購物

每個人都會寂寞，一般人遇到寂寞就找事做，上網、看電視殺時間，寂寞與孤獨的差異是後者除寂寞外，內心潛藏的焦躁與憂鬱無處宣洩，唯一能解孤獨的燃眉之急是伴侶（依附對象）的陪伴，邊緣人格者一旦缺乏陪伴，就可能藉著各種自我麻醉方式宣洩孤獨的痛苦。

泡夜店能藉著眾人彼此取暖，混雜於喧鬧場合中酗酒、嗑藥似能暫解孤寂，大吃大喝、亂花錢同樣是這種情境下的行為反應；有些女性的交往心態如暗藏著怕孤單寂寞，就可能與男友分手當下，即刻找到替代對象，性的勾引或放縱就可能發生；男性則可能出現自虐似的飆車以宣洩焦躁的孤獨。

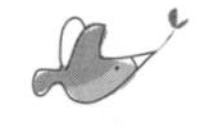

藉輕生、自殘，威脅他人不得結束情感關係

邊緣人格者被污名、貼標籤時有所聞，最常見的例子是他們因情感因素自殘、輕生，甚至殺人，所謂「恐怖情人」幾乎成了他們的代名詞，前面不斷提到邊緣人格者是父母照顧不周所造成，我們成人如果被困於找不到出口的大片森林中，焦慮恐慌、生命受威脅的心理反應會自然產生，嬰幼兒如果經常被棄置於床上，照顧者只有餵奶時才出現，他們的心理反應似乎就如同我們困於森林中一般。

從人類學的觀點看這樣的反應，嬰幼兒有此高度警覺及被保

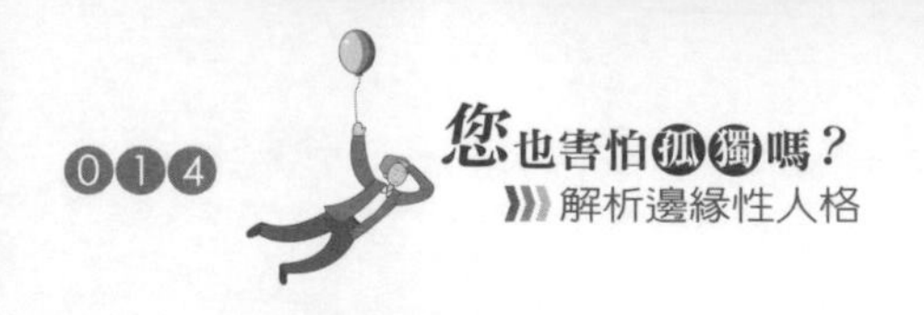

護需求，是避免遭掠食者侵害、吞食。過往農業社會，憂鬱症、邊緣人格案例不多，是因孩子通常由父母照顧，然而當人類高度文明，父母都須上班，這種潛藏的人類基本需求被刻意忽略後，自殘、輕生、自殺等異常行為才開始在現代社會中層出不窮。

人的意識會因過往（包括嬰兒時的潛意識期）的創傷投射至未來可能發生的相似情境，邊緣人格者的伴侶通常被投射為替代母親的依附對象，一旦伴侶（母親）外遇、分手、離婚等象徵割裂情感並企圖遺棄的情境出現，就等同於再度被丟棄於森林般恐怖，自殘、輕生以挽回感情的反應，便可能出現。

情緒失控時，憂鬱、焦慮情緒會持續數小時

每個人都知道嬰兒出生後要喝奶才能維持「生理」健康，卻很少人留意他們的「心理」健康也同樣重要，不給嬰兒足夠養分，長大後會因營養不良而影響發育，不隨侍陪伴 3 歲前的嬰兒，長大後會因缺乏母愛，導致內在原魔發作，出現害怕孤單的心理。

3 歲前由母親照顧是那麼的重要，現代社會剛出生的孩子卻多半委由他人帶，阿嬤（公）及保母多半擔負帶孩子大任，相信很多母親都聽過老一輩傳授育嬰祕訣，「嬰兒不需常抱，否則會依賴成性，變得更難帶」，這種缺乏學理根據的懶人育嬰文化讓很多可憐的孩子出生後經常躺在床上缺乏撫慰、觸碰、擁抱與關懷。

嬰幼兒期的孩子如缺乏母愛，心理學大師艾瑞克森（M. Erickson）在他的人生八階段論中提到，孩子在 0 至 1 歲就開始發展

出信任與不信任感，如果不信任感在幼小心靈持續擴散，邊緣人格者經常易怒、莫名的憂鬱焦慮持續數小時就可能在成人後發生。

一般人遇到生活困境，不會持續數小時的憂鬱、焦慮，但邊緣人格的焦慮屬曾被母親遺棄而成的分離焦慮，這樣的感受與日後情感的投射，讓當事人無法輕易脫離潛藏多時的哀戚困境。

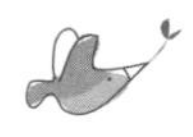

害怕孤單，經常有空虛感

為何有學生會找班上某位同學成為唯一好友，且不希望他跟其他同學太好；因吃醋而情緒失控；因多疑而檢查伴侶手機；有人參加邪教，狂熱教主一聲令下，即使犧牲性命也在所不惜；青少年追星族不愛待在家，經常與同伴在外餐風露宿追星等。

幾乎所有邊緣人格者所出現的異常行為，其背後因素就是害怕孤單，因此才希望找唯一好友（依附對象）；才會因情人（依附對象）可能離去而吃醋；才會怕被遺棄而查伴侶（依附對象）手機；才會在教主（依附對象）一聲令下犧牲生命；才會與同伴（依附對象）餐風露宿；當依附對象欲分手時，甚至想結束生命。

前述提到嬰幼兒被棄置於床上沒人抱的感受就如同被棄置於森林般的被遺棄感，等待他人擁抱的初步反應是大哭，提醒照顧者該來抱了。長時間哭泣沒人理後，會淒厲的嚎哭，接著就開始恐懼孤單，長大後即使有人陪伴，那潛意識中曾被遺棄的原魔已深烙內心，邊緣人格各種錯亂投射、不信任、憤怒等情緒可能於焉成形。

不合時宜的爆發憤怒情緒，或對憤怒難以控制

試舉無法容忍遲到而言，當依附對象不能準時出現時，會喚起嬰幼兒期曾殷殷期盼母親懷抱的焦躁與憤怒，與此人格者爭吵時，如不願事態擴大而選擇緘默，會引發更大憤怒，因為無法忍受被懸於空中的未定感，意味著幼時孤獨等待未定的煎熬歷程；種種錯誤投射所引發的負面情緒是邊緣性人格者經常與伴侶爭吵的潛在因素，潛藏著不堪的分離焦慮記憶。

奪命連環叩是另一例子，為了時時掌握依附對象蹤影，除了不時檢查手機外，在深怕依附對象（媽媽）真的離他而去及無法信任和懷疑心態下，經常以奪命連環叩追蹤對方，因為不叩，可能面對自己孤獨身影；奪命叩當下，至少代表與依附對象的虛幻連結。

此人格者如面臨伴侶外遇，憤怒情緒便不時爆發且難以控制，此情緒的背後因素就如同母親跟他孩子說「媽媽不再愛你了！而且要離開你」，前述提到，邊緣人格者的戀愛模式是，對方除了是情人外，也扮演著母親角色。

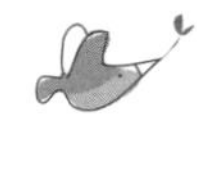

在瞬變中，出現與壓力有關的妄想及嚴重解離現象

邊緣人格粗分為外放及壓抑型，前者情緒易失控；後者則較壓抑，少數重度邊緣人格者在遇到壓力或分離焦慮時，慣以意志

力抑制內心痛苦，可能出現妄想或解離現象，解離（dissociation）為多重人格的副症狀之一，由於解離現象或多重人格個案不多，不易讓人了解，我們試著從我的個案之一對此症狀的自述來了解，以下為個案敘述：

身體裡面住了兩個靈魂，她們有各自的性格、態度、思想、情緒，甚至是記憶！最近工作上，跟客戶對談中，我會忽然間說了奇怪的單字片語，當同事和客戶瞪著圓滾滾的眼睛，滿臉疑惑的問「電塔？？？」我也被問得莫名其妙，他們異口同聲說：你剛才說什麼電塔？但是我腦中一片空白，我想不起來我剛才究竟說了什麼？（按：失神後的解離現象）彷彿一個身體住了兩個靈魂，當一個醒著說話，另一個就會消失，發現的時候，那個片段是空白的，完全沒有記憶。

邊緣人格者清楚自己難以控制的混亂情緒在現實社會中將難以生存，壓抑該是適應環境的不得已選擇，於是在伴侶前面可能情緒經常失控，與公司同事相處卻能像變了一個人似的理性節制，如此在不同人、事、場合，展現完全相異的性格與態度，稱之為多重人格，這通常為極度壓抑原有性格與情緒後的變異性格，如此的壓抑，表面上能度過層層現實難關，內心卻會因此出現更嚴重的心神不寧與精神錯亂。

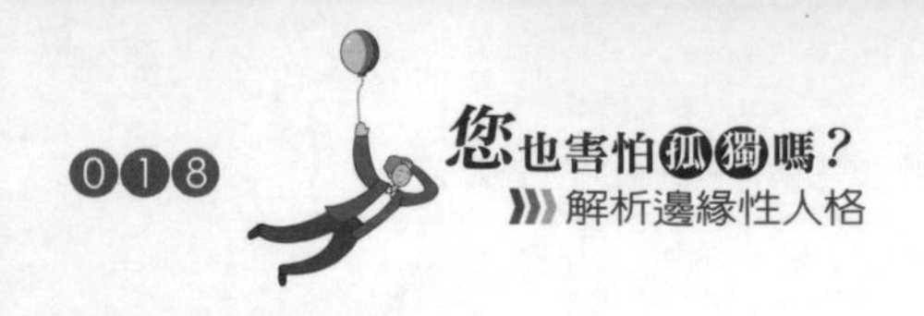
您也害怕孤獨嗎？
解析邊緣性人格

Chapter 3

邊緣性人格該有中、重度之分

中度邊緣性人格者也該受到良好照護

對於 DSM-V 九項診斷標準，是否符合五項以上，是我們慣以評斷邊緣人格的普遍依據。為率先掌握心理狀況，我心理諮商時，習慣先請個案填憂鬱、焦慮症檢測，自 2010 年發現憂鬱症患者有七、八成以上同時罹患邊緣人格後，開始在測驗中加入此人格測試，經過近四年數百位的測試，我認為邊緣人格該有中、重度之分，僅以五項標準判別此症，無法客觀呈現此人格的多樣性，對那些符合中度診斷標準，陷於感情困擾的個案，經常被歸類為憂鬱症加以治療，如醫療人員未能確切診斷，就無法讓患者取得更優質照護，這是心理治療的重大遺憾與缺失，2013 年出版的DSM-V編輯小組原本欲將十項人格疾患細分為mild、moderate、serious、extreme（輕微、中度、嚴重、極重度）四項，然因故取消，至為可惜。

中、重度診斷標準的建議和說明

我的建議和說明如下：

1. 如符合五項邊緣人格診斷標準即為重度，符合三項則應訂為中度。
2. 加入「嚴重、普通、不會」三標準向度：除維持五項以上診斷標準外，如在九項邊緣人格診斷標準中，加入「嚴重、普通、不會」三標準向度（而非是或否），較能測出中與重度邊緣人格。請參考以下我三年來為個案心理諮商時所使用的憂鬱及邊緣人格評量表（見表 3-1、表 3-2）的主要數據：
   - 將兩個評量表的評分標準訂為：嚴重 2 分，普通 1 分，不會 0 分，九題項中，總分 14 分以上為重度，8 至 13 分為中度，7 分以下為輕度或健康。介於 8 至 13 分的中度邊緣人格個案雖未達傳統所認可的診斷標準，但這群被忽略，經常被歸類於輕度憂鬱症（dysthymic disorder）的中度邊緣人格者，應該讓他們得到更精確的醫療照顧。
   - 被評斷為 14 分以上的重度憂鬱症患者，也通常在邊緣人格評分上達 14 分以上，依此類推，也反應在中度憂鬱及邊緣人格上。
3. 依我個人紀錄，約有半數重度邊緣人格者，同時罹患恐慌症；約有三成壓抑型的重度邊緣人格者，同時有解離或多重人格的困擾。

表 3-1　邊緣性人格評量表

	嚴重（差）	普通（還好）	不會（佳）
1. 無法忍受被人拋棄，一旦發生，會有激烈反應			
2. 極端思考模式，黑白、對錯分明，易造成人際衝突			
3. 自我認同障礙，自信心低，因此影響人際關係			
4. 情緒低落時，會有自我傷害及放縱行為，像飆車、瘋狂購物			
5. 藉輕生、自殘，威脅他人不得結束情感關係			
6. 不合時宜的爆發憤怒情緒，或對憤怒難以控制			
7. 情緒失控時，憂鬱、焦慮情緒會持續數小時			
8. 害怕孤單，經常有空虛感			
9. 在瞬變中，出現與壓力有關的妄想及嚴重解離現象			

表 3-2　憂鬱症評量表

	嚴重（差）	普通（還好）	不會（佳）
1. 幾乎每天心情低落			
2. 對每件事或活動喪失原有興趣			
3. 飲食改變，造成體重明顯上升或下降			
4. 經常失眠或睡得太多			
5. 變得焦躁或遲緩			
6. 易感到疲累且失去活力			
7. 對許多事變得沒有信心，甚至有罪惡感			
8. 思考能力減退，且注意力無法集中			
9. 有自殺傾向及企圖			

僅憑 DSM-V 心理測驗內容，並不周延，另有判別重度或中度的方式

除以上以測驗方式判別中、重度之分外，我認為也能在自殺行為、酒精藥物濫用及是否服用精神藥物作為判斷依據：

1. 個案是否確曾有自殺或傷人行為（包括經常出現的警告性自殺與自殘行為），相對而言，中度邊緣人格者可能有自殺、自傷意念，但不會出現相關行為。
2. 個案是否因情感困擾、分離焦慮而不斷藉酒精、藥物等物質濫用，逃避空虛與孤獨；中度個案可能過度飲食、購物、開快車紓壓，但不會沉溺於酒精、藥物或飆車置人於死或傷。
3. 重度患者通常拒絕或因各種因素逃避就醫，或因極度痛

苦，曾至精神醫療院所服用精神藥物；中度個案則多數因外遇、離婚、憂鬱等，會主動尋求醫療或心理諮商改善情感、情緒困擾。

邊緣人格應更名為憂鬱人格

雖然 DSM-V 的人格疾患群組內，未被正式標示的「憂鬱人格」（depressive personality disorder）已被提出，但其七項的診斷標準，仍傾向以憂鬱情緒為主，跟邊緣人格的特質仍有出入。據我近年來為個案所作心理測驗顯示，邊緣人格者的九項診斷標準，也普遍存在於重鬱症九項診斷標準中，我同時發現，罹患憂鬱症者，並不必然有邊緣人格，然而具備邊緣人格者，幾乎都有憂鬱症狀。人格與症狀相較下，前者相對嚴重。如果強迫症（OCD）可延伸為強迫人格（OCPD），憂鬱症延伸為憂鬱人格並不為過，除較能被一般人了解外，因邊緣（boderline）的負面一詞，有被污名化之嫌，如加以修改，較能為人所接受。我的部分個案初次被冠上自己的感情困擾源自邊緣人格後，可能因抗拒名稱而拒絕就醫，另外則是因伴侶外遇前來尋求婚姻諮商，我們診斷為疑似邊緣人格因素造成夫妻失和，被診斷的一方也可能因此拒絕持續諮商，因此名稱的修改應有其必要。

邊緣性人格的另一標準

邊緣性人格（BPD）的診斷標準是由美國精神醫學會的DSM-V所訂定；憂鬱症的核心標準為兩年以上的情緒持續低落，而邊緣人格的核心標準則為出現憂鬱及害怕孤獨困擾。除了這兩項條件外，由於我近年來的主要諮商專業為邊緣人格心理諮商，為了讓大家再確認或多認識此症，不妨試著參考我所歸納的九項標準。

判斷是否具備此性格的方式為：在確認有憂鬱及孤獨問題後，以下九項有八項以上即為重度邊緣人格（曾有自殘、自殺紀錄），有五項以上即為中度邊緣人格（曾有輕生念頭，但未曾自殘、自殺）。九項標準如下：

1. 強勢：由於幼時被照料品質不佳，在缺乏內在安全感下，幼時的弱勢可能在長大與伴侶交往時轉弱為強，以補償過往家庭、父母或童年經驗的情感缺憾，如此的強勢以待，會經常造成伴侶壓力，最終可能形成實質或心靈上的離異。強勢的潛在目的是維持感情的穩定發展，結局卻往往適得其反。
2. 情緒：如果您為公司工作一個月後，老闆不發薪水，您的反應為何？……生氣？錯愕？難過？……都有可能，如果繼續做了三個月，公司仍不給薪水，您的反應就會更強烈……，憤怒？自責？甚至憂鬱？……也都有可能。相信嗎？照顧者如未能滿足幼兒三歲前基本被愛、陪伴、擁抱的需求，其內在情緒就可能像您拿不到薪水後的反應，如果三至十歲仍在孤單、父母失和或不當打罵中度過，負面情緒將更為嚴重，邊緣人格者的情緒就是在此環境中日漸孳生。
3. 急躁：人的性格通常在 12 歲前就大致底定，邊緣人格也不例外，我們於本書中一再強調三歲前有被愛的基本需求，當睡眠中的嬰兒一覺醒來，照顧者不在身旁時，會以哭泣提醒照顧者前來撫慰，然而母親疏於照顧，或保母僅擔負餵奶職責，嬰兒就可能陷入漫長等待，這樣的等待如仍持續在疏離家庭氛圍中度過童年，長大後如果伴侶無法陪伴，要其等待……，失約時，要其等待……，臨時更改約定，要其等待，都會激怒邊緣人格者，這些曾在童年經驗不斷等待照顧者前來關愛的急切情緒，自然慢慢養成急躁性格。

4. 操控：邊緣人格者由於被愛得不夠，一旦掌握愛情、親情、友情……，就容易操控，主因是害怕孤獨。由於缺乏內在安全感，潛意識中似乎深怕此愛情像過往那般稍縱即逝，於是希望掌握對方行蹤、偷看手機；有了孩子後，希望這些曾隨伺在側的子女不要長大，以免獨守空閨，沒人陪伴，於是在孩子青少年時期處處限制其外出遊玩、與人交往；在外一旦找到同好，彼此建立難得友誼，卻不希望對方與他人太過熱絡……，與強勢後的結局一樣，一旦有被操控感受，被操控者必然遠走高飛，不再復返。
5. 極端：邊緣人格者的幼兒經驗並不全然缺乏照顧，至少絕大多數的孩子有人餵奶、有人陪伴，當在被愛時，他們的感覺是美好的，問題出在被愛得不夠、陪得不多時，他們的情緒就會在溫暖與冷漠中來回擺盪，好與壞的照顧品質就易形成人的極端性格。因此此人格者遇到釋出善意者會極度感恩，卻也對心懷敵意者產生過度的報復心理。
6. 固執：邊緣人格者信心較低，因此害怕做出錯誤決定導致失敗，於是怯於接受挑戰、懼怕嘗試新事物、更有甚者則習於逃避現實壓力，當慣於此行事作風，就可能循過往經驗面對問題，個性一旦消極、悲觀，就會變成保守固執。
7. 愛面子：同樣源自於缺乏自信，邊緣人格者由於伴隨著內在負面情緒，因此在學業、事業上缺乏專注與持續力，許多目標的完成都需要此兩項關鍵因素，當不斷因專注與持續力影響原有表現，就可能因信心不足而著重門面，進而忽略精進實力，形成個性上的愛面子。

8. 嘮叨：人的嘮叨主因有二：一為與人或伴侶的心靈互動不足；二為缺乏興趣、嗜好與個人的生活重心。邊緣人格者普遍為情所困，不易建立穩定情感關係，也因此與伴侶缺乏心靈互動，此外由於習慣沉溺於依附關係中，容易忽略發展個人興趣以建立生活重心，當人的心靈與外在生活重心都出問題，嘮叨便可能逐漸形成，造成更負面的情感關係。

9. 壓抑：多數邊緣人格者情感受挫時的反應是立即性的情緒外放，少部分則怕被人目睹情緒失控而壓抑掩飾。在積壓情緒與痛苦後，壓抑型者會每隔一段時間爆發存於心中的怒氣，藉踹門、搥牆、頭撞牆、割腕等自殘模式表達憤怒。壓抑型像是備有不同面具的隱者，面對不同人物與情境，會以不同面貌呈現，在自己房內最真實，完全展現自我，因為沒有他人在場。壓抑程度通常依親疏關係而定，例如：伴侶、親人、好友、同事……。壓抑型的自我傷害較情緒外放型更大，因為後者至少能藉外放宣洩負面情緒，自傷太過的結果是這類型的邊緣人格者自殺意志力更烈，外放型則屬威脅警告性自殺，但仍不可輕忽。

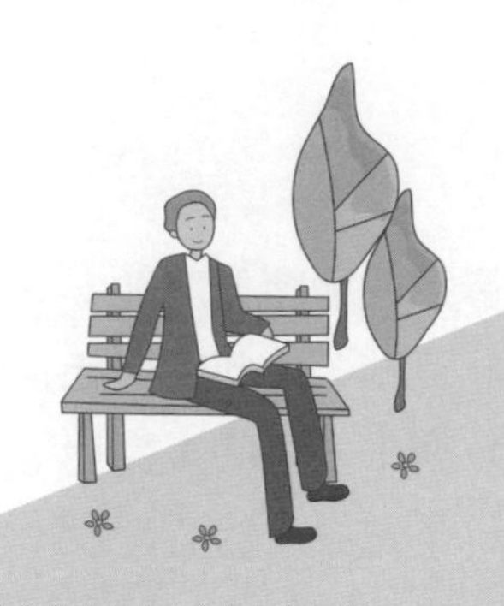

Chapter 4

邊緣性人格與相似症狀比較

釐清邊緣性人格與其他心理症狀的共病問題

邊緣人格與其他心理病症有共病性（comorbidity），也就是此症同時可能出現憂鬱、焦慮等共病現象，我們按最常發生的症狀依序探討。

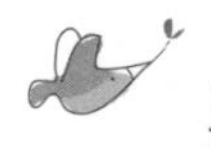

與輕鬱症（dysthymic disorder）比較

憂鬱症分為重度及輕度，輕鬱症診斷標準為：

1. 情緒低落達兩年以上。
2. 明顯對事物失去興趣。
3. 食慾下降或上升。
4. 嗜睡或失眠。
5. 注意力不集中或猶豫不決。
6. 經常出現負面想法。

從以上診斷標準比較邊緣人格而論，憂鬱症的情緒低落並非完全與感情失落相關，邊緣人格則幾乎都與此連結，因此當邊緣人格未發生情感問題，平日較情緒化外，不致發生太大的憂鬱反應，然而一旦伴侶外遇等情感問題，許多平日不曾發生的心理反應就可能傾巢而出，一發不可控制。

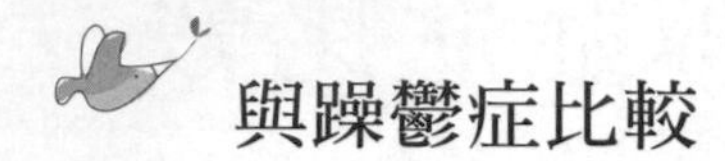

與躁鬱症比較

躁鬱症（bipolar disorder）與邊緣性人格極為相似，常被誤診，前者通常是因抗憂鬱症藥物，拉高血清素（憂鬱症患者血清素過低）後，增加患者的情緒動能，使其能外出運動、增強信心，然而血清素過高卻形成躁症（抑制躁症的藥物為鋰鹽及抗癲癇劑），造成患者另一項精神負擔，因此應審慎服用抗鬱藥物，外出運動、增強信心應藉心理諮商完成，非不得已，勿服用有副作用的精神藥物。

以下為躁鬱症與邊緣性人格異同：

1. 在誇大意念（自我膨脹）或妄想上：

   躁鬱症：由於涉及精神問題，患者在缺乏病識感下，出現自我所無法掌控的思考與行為。

   邊緣性人格：有清楚的病識感，且通常尋求醫療協助，會因自信心不夠而愛面子，但不至自我膨脹。

2. 在誇張、冒險的行為上：

   躁鬱症：最常在過度投資行為上，失控的投資因而引發法律訴訟，至於冒險飆車則是在心神失常下引發事故。

   邊緣性人格：容易情緒衝動，但不至失控投資，飆車、購物衝動行為通常伴隨孤獨或情感衝擊而起。

3. 在注意力分散上：

躁鬱症：精神上或藥物作用的影響下，造成心神渙散，專注力無法集中。

邊緣性人格：由於從小被照顧不周，有內在情緒困擾，因此在課業或事業上缺乏專注及持續力。

4. 在語言表達上：

躁鬱症：因情緒亢奮，會因脫抑制（disinhibiton）無法控制多話（或過動）。

邊緣性人格：通常因與伴侶的情感疏離或缺乏生活重心而對人（尤其伴侶）嘮叨。

5. 在睡眠上：

躁鬱症：可能因用藥影響，情緒持續亢奮無法入睡或一晚僅需兩、三小時睡眠且毫不感到疲倦。

邊緣性人格：因孤獨、憂鬱而失眠，睡眠通常仍能達五、六小時以上，如睡眠不足仍感疲憊。

6. 在情緒高亢與低落上：

躁鬱症：因躁症呈現毫無根據的心情愉悅、洋溢活力，幸福感或另一極端的情緒失控與易怒。

邊緣性人格：通常是因與伴侶或依附對象感情問題而情緒低落，或因衝突、壓抑而暴怒。

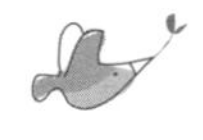

與恐慌症比較

根據我個人對邊緣人格的諮商經驗，約有半數重度個案同時罹患恐慌症（panic disorder）。個案在分離焦慮期間為情所困，情緒在極大波動下，是會出現呼吸不順等典型恐慌現象，通常約

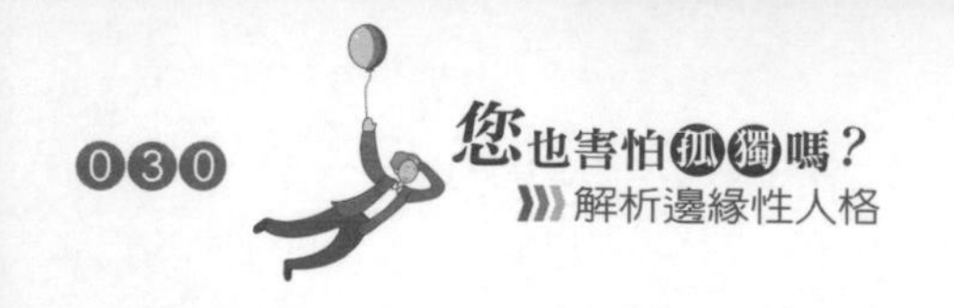

一個月的有效心理諮商後，恐慌現象會自然消失，我們可說這是邊緣人格的伴隨症狀，並非單因焦慮所引起的恐慌症。

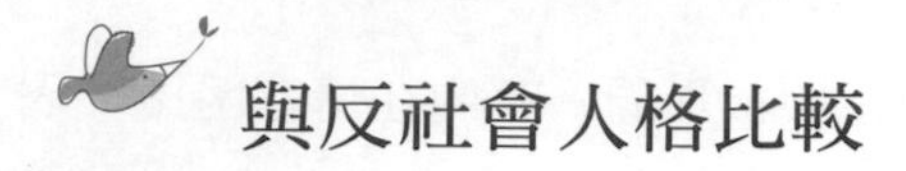

與反社會人格比較

雖然兩者都因從小缺乏關愛而情緒起伏頗大，但反社會人格（antisocial personality disorder）是以冷漠態度企圖傷害他人、宣洩不滿，邊緣人格者則僅就分離焦慮、企圖爭取或挽回感情而情緒失控，不致傷及無辜。

以毒品濫用而言，反社會人格較傾向販賣，邊緣人格則因情緒困擾而使用，不至於販賣傷人。

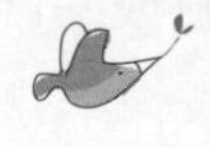

與多重人格比較

1. 根據DSM-V，多重人格（multiple personality disorder）已改為解離性身分障礙症（dissociative identity disorder），為解離症（dissociative disorder）的其中一項，其他兩項為解離性失憶症（dissociative amnesia）及自我感障礙症（depersonalition）。
2. 解離性身分障礙症（多重人格）的產生，多半是因孩童期無法承受過大壓力與痛苦後，所產生的自我防衛機制（像以放空方式迴避痛苦），以防止未來更大的心理創傷，這些創傷性壓力通常來自父母虐待、極端混亂家庭（父母皆為重度邊緣人格），甚至在學校被長期嚴重霸凌等。
3. 判別此症的另一指標為，案主發作時通常產生暫時性失憶（少數人駕駛人因此發生車禍），少數嚴重情緒失控者所出現的歇斯底里現象，像抓狂、忘我、閃神等失去理智行為。此症的發作通常是邊緣人格案主情感受挫，在萬念俱灰下，出現混亂且無法控制的解離性身分障礙，較嚴重的案主會有強烈的自殺企圖。

4. 精神上的解離與分裂（schizophrenia，已改為思覺失調）的不同在於，前者仍有病識感，仍能正常社交，後者在發作時缺病識感，且無法持續工作，前者主要治療方式為心理諮商，後者則為用藥。
5. 經過數年來對壓抑型（相對於外放型）且較重度的邊緣人格案主觀察，個人認為，解離性身分障礙症（多重人格）可分為自覺性與非自覺性，自覺性屬能覺知以不同樣貌對不同對象掩飾，目的是不希望被他人察覺自身的心理困擾，因此以壓抑心理機制掩飾內在衝突；而非自覺性則屬較重度，達到解離地步（無法覺知自身行為與思考現象）。
6. 在應付不同對象與環境所出現的幾項可能主要解離性身分障礙症包括：
   - 壓抑逃避型：由於擔心情緒失控，以意志力強迫自己遇到困難就須壓抑自我來度過難關，這是種逃避現實的心理防衛機制。
   - 情緒暴躁型：在處處壓抑、逃避後，如同皮球一般，壓得越深，彈得越大，個案通常會對較親密對象出現暴烈失控行為，像施暴或捶牆，以發洩過度壓抑後的憤怒。
   - 理智強勢型：部分個案雖在生活中缺乏自信與安全感，但在職場上像變臉一般的展現理智與強勢，以維持工作上的卓越功能。
   - 焦慮萎縮型：重度邊緣人格個案通常成長於極混亂的問

題家庭，思緒中會不時被童年、過往的負面經驗所干擾，所表現出的行為就是缺乏自信的焦慮萎縮。

- 天真溫柔型：部分個案童年期未享受家庭溫暖，缺乏天真無邪的幼兒經驗，長大後可能對過去未曾享受過的事物流露原本天真溫柔情感，像對洋娃娃、遊樂園等仍情有獨鍾。

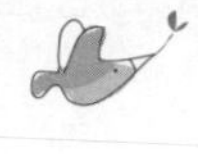

與飲食性障礙（eating disorder）：厭食症與暴食症比較

與厭食症（anorexia nervosa）比較

厭食症通常處於憂鬱情緒當中，加上部分女性主觀認定身材肥胖，開始瘦身計畫，不當的減肥而形成厭食症。然而當邊緣人格者感情受挫，情緒惡劣情況下，可能由食慾不佳演變為長期的食不下咽，最後形成厭食症。

與暴食症（bulimia nervosa）比較

我的邊緣人格個案中的暴食個案，經常如此敘述，當情緒低落，感情陷於谷底，無法向人訴說煩悶時，會開始無法控制的大量進食，此象徵意義為，當空虛寂寞、無人陪伴，至少有食物陪伴，美味可口的飲食能稍解內心苦楚，此時就無法理性控制自我的口慾嗜好，這與酗酒和藥物濫用於情緒低落後的心態近似。

除以上症狀外，包括酗酒、藥物濫用、慮病症、強迫症等都可能與邊緣人格因相互連結而形成依附，當依附對象無法陪伴，至少酒精、藥物或大量食物能形成象徵性依附，以解決孤獨痛苦。

認識邊緣性人格小常識

台灣本土邊緣性人格者的可能樣貌

流行率

台灣地區至今未針對邊緣人格做研究調查，以美國近年而言，其成人發生率約在1%至3%，男女罹患比例約1：3，因精神疾病住院患者中，多達20%為此症患者。

病因

此症的確切罹患因素至今莫衷一是，基因遺傳、腦病變等生理因素外，較能讓人信服的原因包括童年期的心理創傷、被虐及疏於照顧。此外，青少年期和成人期經歷負向情感相關環境，也可能造成此症發生。

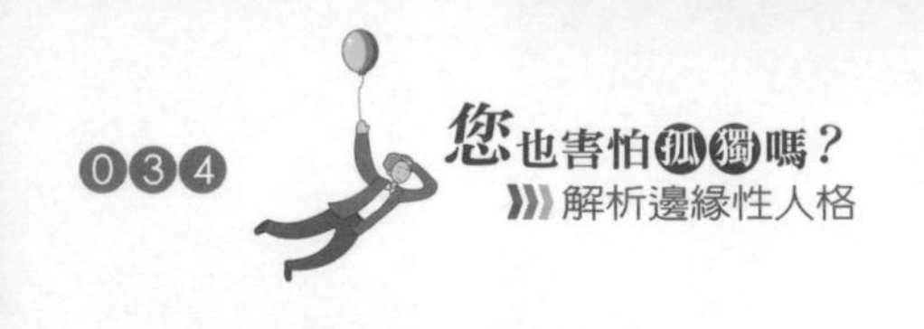

各著名療法

辯證行為療法（Dialectical Behavior Therapy, DBT）

針對治療會自殺、自殘的重度邊緣性人格患者，西雅圖華盛頓大學心理系教授 M. Linehan 於 1993 年提出 DBT 療法，藉由藥物、認知行為、辯證哲學及禪修方法，且治療過程清楚明訂治療階段及目標，在接納與肯定的治療原則中，降低自殺企圖、改善人際互動技巧、接納現實等。

此療法特別著重改善重度患者無法持續配合治療，在普受各界肯定下，國內部分教學醫院針對因此症所引發的自殺、藥物濫用、飲食障礙等問題，已採納此療法加以治療。

移情—焦點療法（Transference-Focused Therapy, TFT）

由倡導邊緣人格組織（BPO）理論的肯伯格所創，他肯定當代兩大邊緣人格療法：認知行為與辯證行為療法在重症患者上的醫療貢獻，然而仍推薦移情焦點療法的療癒功能，理由如下：

1. 雖然前兩項療法能改變患者自殺、自殘等行為問題，但未深入從根本讓患者通曉人的深層心理困擾，尤其在邊緣人格者的自我認同障礙的療癒。
2. 此療法藉著詮釋目前的人際關係困擾，協助患者了解過往的人際問題，進而鼓勵以行動力改善。

3. 此療法會在治療過程中利用精神分析治療技巧，例如個案與分析師的移情關係運用，鼓勵個案在治療中對治療者的情緒宣洩等。

肯伯格也提及，此療法每週僅須兩回，有別於傳統精神分析每週三至五次的密集治療，治療期間也不再長達數年，會縮短許多。

除以上提及的療法外，藥物、家族治療、團體治療等都是常被採用的治療方法。

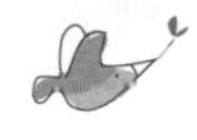

世界衛生組織（WHO）在 ICD-10 對邊緣人格的診斷標準

DSM 是美國通用的精神疾病診斷系統，國內也傾向此標準，然而世界各地卻多半使用 WHO 的 ICD-10（《國際疾病與健康相關問題統計第十版》），我們來參考另一診斷系統對邊緣人格的描述。

ICD-10 稱其為情緒不穩定人格（emotionally unstable personality disorder），其中有兩項亞型症狀：衝動型與邊緣型。

衝動型

以下五項診斷標準至少須符合三項，且必須包含第二項：

1. 明顯的衝動行為，且不考慮後果。
2. 經常與人爭執衝突，尤其當衝動行為受到阻礙或批評時。
3. 易爆發憤怒或失控行為，且無法控管此情緒。
4. 對於缺乏立即性回報之事務，缺乏行動的持續力。

5. 不穩定且善變的情緒。

邊緣型

至少有三項符合衝動型診斷標準，且至少符合以下兩項邊緣型標準：

1. 在自我形象、目標、內在喜好上的障礙與不確定。
2. 易涉入緊張且不穩定的關係，且導致情緒困擾。
3. 強烈的避免被人遺棄（按：害怕分離）。
4. 以警告或動作，不斷出現自我傷害（按：以避免分離）。
5. 持續的空虛感。
6. 出現飆車、藥物濫用等衝動行為。

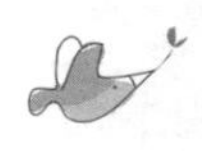

對邊緣人格者的觀察

DSM-V的九大標準雖已重點描述邊緣人格樣貌，但仍不足以讓人清楚了解此症個案所呈現的細部行為，因此我根據數年來的近身觀察，列出二十一項可能出現的行為模式供您參考，須特別聲明，就整體比例而言，較傾向於以下所敘述狀況，但並非所有邊緣人格者都具備，例如：此人格者較一般人更愛養寵物，但並非所有邊緣人格者都愛養寵物或是雙性戀。

初識時過度熱情

由於亟需感情依偎，部分邊緣人格者（男性偏多）會在認識初期就過度表露愛慕之情，即便彼此未經足夠時間相互了解。遺憾的是，有些女性看到對方談吐、學經歷、身分、家世等都高人一等，可能陷入熱戀，當發現對方太過依附黏人、操控慾強、不時情緒失控，甚至以自殘、自殺威脅不得分手後，為時已晚。

吃醋、多疑

由於下意識潛藏被遺棄的焦慮，當與伴侶建立依附關係後，就擔心對方可能移情別戀，不希望女性伴侶穿著暴露，不准與異性私下交談……，如果交往中發生劈腿行為，更會激起當事人對情感的不信任，不時偷看伴侶手機、電郵是否暗藏隱情，長久以往，當伴侶無法忍受此不被信任感受，也通常導致分手。

過度敏感

人的心理在經歷人情冷暖後會開始懷疑周遭人、事、物，自信心降低下，害怕再被傷害，可能封閉、壓抑自我，最後對環境產生焦慮敏感，邊緣人格者在嬰幼兒期所感受被照顧不周的負面情緒，就如同成人備嘗人情冷暖的痛苦，因此極易在環境中察言觀色，不時因反應過度造成人際磨擦，當遭眾人側目，私下批評各種不合時宜的舉措後，就可能離開團體，找尋下一個棲身之地。

工作時的情緒失控

邊緣人格者平日工作的情緒是穩定的，一旦與伴侶出現情感問題，尤其發現對方外遇，就可能心神不寧，無法專注於工作，甚至歇斯底里，終日處在擔心被「遺棄」的恐慌時刻中，除與伴侶激烈衝突外，工作上也易因情緒不時失控與同事產生磨擦，較明顯的是如身為主管或公司負責人，則易因掌握權力，對下屬頤指氣使。

電影「穿著 PRADA 的惡魔」，如梅莉・史翠普飾演的角色般，讓員工在驚恐與壓力中與之共事，真實的狀況是其內心潛藏著分離焦慮與情感孤寂的情緒因子，他們原本性格並不如此令人畏懼。

邊緣人格者會相互吸引

此人格者都害怕孤單，盼望真心熱忱者的陪伴，也都有情傷經驗，因此磁場相近，一旦嗅出彼此對感情有相似反應就陷入熱戀，然而在懷著破碎心靈情緒下，兩人潛意識情感都嗷嗷待哺，如此不顧一切的愛，雙方都無法善待對方，通常會悲劇收場。

愛恨分明，重情重義

邊緣人格者對周遭給予的愛特別珍惜（並不如外界所想像，如恐怖情人般，無情失控傷人），當彼此有了依附關係後，會以「生」相許，以生命相交雖是邊緣人格者的戀愛態度，一旦受到傷害，也可能以極端思考與行為回應，最後在激烈情緒反應中，甚至以生命相抵。

抗拒或熱衷特定團體

邊緣人格者亟需他人關懷，只有「人」才能關懷，在團體中不易感受被強烈關懷，因此他們不會主動接觸群體，卻會針對有緣的個體釋出善意，進而發展深厚（依附）情誼。

邊緣人格者雖不參加一般團體，有些人卻對特定團體異常投入，尤其能帶來強力情感凝聚的各式團體，例如能潛心投入的宗教團體、青少年餐風露宿追星的追星團體、或是利用人們心靈空虛騙財騙色的斂財團體，以及台灣政壇的深藍、深綠團體，這象徵此人格者在熱情參與中，尋求能帶來身心平衡的團體凝聚力加以依附。

2013 年底，台灣中部的日月明功靈修團體內，發生高三生疑似被母親虐死事件，就可能是家庭失和後，當事人企圖尋求另一溫暖家庭的慘劇。

經常出現雙重關係

邊緣人格者談戀愛時，會以依附關係為本，然而狂風暴雨的熱戀會不時吵架（甚至打架）、冷戰、互相傷害，於此同時，部分邊緣人格者似乎無法忍受短暫的孤寂，備胎式情人便可能出現，備胎者通常理性、甘願居於附屬角色，由於彼此感情磁場不同，缺乏激情火花的互動像喝白開水般，當再尋得激情對手（依附情人），便可能放棄白開水戀情。

缺乏同理能力

因未獲足夠母愛才不具此人際互動能力，此人格者經有效治療，是能展現愛心與同理能力，站在多元角度待人接物。

一般人的戀愛模式為個性不和，緣分不夠就分手，再自然不過的戀愛觀對邊緣人格者而言就大異其趣，他們無法理解彼此既然相愛為何分手（想分手就是企圖遺棄）？既然彼此承諾、結婚，甚至有了孩子為何想離婚（想離婚就是違背誓言）？既曾海誓山盟，為何會外遇、接納小三（外遇就是背叛）？當這些缺乏客觀判讀的愛情價值與一般人嚴重落差後，懷疑、背叛、仇恨等情緒就在心中盤旋，接下來不斷的情感撕裂與創傷就可能上演。

以分手為爭吵工具

邊緣人格者內心潛藏著怒氣與敵意，衝突的導火線之一是期待對方能經常陪伴，當不如預期，就可能口角、衝突或冷戰，待無法忍受衝突，就可能祭出分手絕招。其實這是個案內心害怕離異的反向訴求，如此玉石俱焚的激烈訴求，可能帶來無可挽回的真正分手遺憾。

慣以冷戰處理衝突

我有位個案在臉書中形容她自己：「我常覺得自己是流浪狗，帶著滿身的傷，遇到下一個可能的主人，我還是滿身怒氣……」，這樣的怒氣通常自己無法察覺，卻經常在與依附對象互動時讓對方像驚弓之鳥般動輒得咎，當衝突逐漸增加，伴侶可能選擇忍耐、逃避，不作任何回應以避免衝突，這通常更激怒痛恨沒有回應的邊緣人格者，冷戰就可能在此氛圍下不斷上演。

嚴拒示好，內心卻希望伴侶回頭

由於情感上的缺乏安全，邊緣人格者主觀上經常因伴侶陪伴誠意不足、忽略內在被愛需求、遲到或取消既定約會等，而激起此人格者的情緒失控。交往初期，伴侶為維持和諧氣氛，多半可能致歉以平息對方怒氣，然而當事人一旦情緒上來就不易消氣，出現不可理喻、嚴拒示好的舉動，窺其內在的脆弱心靈，是萬萬不希望對方離去，這樣的矛盾心理往往讓當事人在人際及情感上遭致極大痛苦。

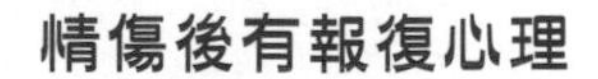

情傷後有報復心理

邊緣人格者的中心思想是：你給他一分，他會還你三分，但你負了他，他會加倍奉還。此人格者認為自己對戀愛態度是如此認真，對方卻選擇分手，欲置自己於死地，就可能展開報復，激烈報復時，通常不能同理對方的分手訴求，也無法反省此結果可能是自己過激所造成。

分手後會流連現場

任何的依附過往都會在個案心中存在著深層情感，愛戀之情無法輕易抹滅外，也象徵著對母愛的依戀，這樣的獨特愛戀在分離過程中經常交織著愛恨血淚，悲歡離合的場景也不時在腦海中盤旋，即便結束時曾痛苦剝離，為緬懷過往曾被撫慰的戀愛現場，會在分手後，經常流連，企圖嗅出曾與「母親」在一起的片刻氛圍。

經常消磨時間，缺乏興趣嗜好

邊緣人格者經常思緒混亂，無法專注於休閒與興趣嗜好的培養，他們的最大快樂來源應該是與伴侶維持穩定的依附關係，然而這樣的關係經常帶來爭執與衝突，因此在冷戰與衝突中，不斷殺時間以度過漫漫長夜，泡夜店、上網、看電視、打電動、逛街閒晃等消磨方式度日，殊不知，此舉讓人更為孤獨後，將更加深對伴侶的依附，彼此嫌隙也因此愈為擴大。

被寵壞的邊緣人格者

有人可能狐疑，既然此人格者的成因是缺乏母愛與家庭溫暖，被寵壞者既有過多的愛，何以仍形成邊緣人格？

部分邊緣人格父母將孩子視為依附對象，從小寵愛的潛藏因素大致有三：

1. 父母忙於工作，無暇提供關愛，於是供給精神以外的物質享樂，典型的例子是富二代紈褲子弟，經常在外闖禍滋事，開名車酒後肇事、吸毒等。
2. 父母特別寵愛某個子女（通常為長子、么子），寵愛與真愛的分野在於，前者易自我中心，後者能愛人愛己。
3. 父母企圖操控子女以達個人虛榮目的，例如希望孩子名列前茅、考取名校，當某位子女表現優異，便寵愛有加。

此類的邊緣人格者通常為外放型，經常情緒失控，稍不如意就歇斯底里、亂摔東西、不顧他人觀感、恣意利用對方的弱點攻擊，狂暴的脾氣，通常缺乏伴侶。父母如果接納他們，在家就可能是顆不定時炸彈，最後不是家人被迫搬出，就是他們被警方或醫院強制執行，趕出家門或入院治療。

寧要真相，不要真愛

與邊緣人格者作伴，如其伴侶未發生外遇，我們不易察覺其情緒失控或暴怒等潛在問題，然而一旦他們發現伴侶可能不忠，潛藏內在的原魔就被挑動，被遺棄的內在擔憂發作後，初始可能暗查伴侶手機、電腦，如確有蹊蹺，會疑神疑鬼注意其行蹤，如果伴侶發現已明顯被侵犯隱私，衝突可能因此爆發。

當衝突愈演愈烈，當事人的心神不寧與對伴侶的失去信任，會像著了魔似的追求真相，即便對方顯已不耐，仍會緊追不捨的要求清楚交代外遇原委，仍欲保住婚姻或感情的伴侶此時可能選擇迴避個案的歇斯底里追擊，如因不斷的激烈衝突而失去耐性，離異便在所難免。

何以邊緣人格者即使面臨分手，仍堅持逼外遇當事人就範，否則絕不罷休，他們寧要真相、捨棄真愛的極端反映，究其內心深處，可能曾因幼兒期經歷被遺棄、分離焦慮等創傷，面對伴侶的不忠，心理再度面臨被遺棄的內在恐懼，原魔會驅使他先發制人，即便婚姻本身仍可挽回，卻控制不了從幼兒期即萌生的內在憤恨，代罪羔羊往往是伴侶，受創最深的卻是自己。

無法忍受情感空窗期

邊緣人格者的特質之一是期待終其一生都活在熱戀中，這凸顯被愛不足後的補償作用，因此他們無法忍受情感歸於平靜後的柴米油鹽日子，這種極其正常的現象可能被解讀為伴侶不再像過去一般熱情，最終可能導致爭端或分手之途。

一旦與伴侶分手，此人格者可能因難耐寂寞，開始流連夜店等眾人聚集處，此象徵與依附對象的母親分離後，須立即尋得母愛，否則潛藏內心的原魔將因分離焦慮而痛苦難當。

愛面子，自信心不足

未能受到良好照顧者，內心世界始終潛藏著不安，心神不寧的反應，經常讓當事人無法專注於工作，從事任何事物也不時拖延，無法持續進行，長久斷斷續續的表現自然影響其自信，此現

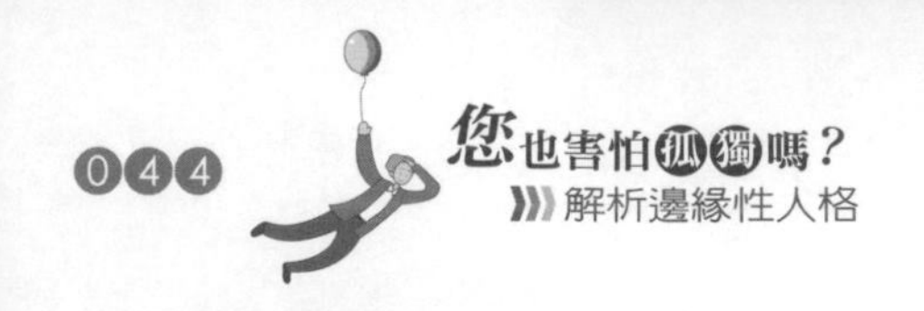

象尤其在與依附關係者出現感情裂痕時特別嚴重，因為憂鬱、悲觀情緒滲入其中，可能讓原本正常者頓時陷入谷底。

當人的信心不夠，就可能在面子上展現表面的信心，不注重「裡子」的結果，長久以往，將因惡性循環，讓信心更為不足。

養寵物作為情感寄託

也許您覺得不解，有人省吃儉用，卻不惜花大錢養了大批寵物，視如己出、無微不至的照料，主因是這些寵物曾在主人孤獨痛苦時，不離不棄忠心陪伴，彼此培養出革命情感所致。

我的許多邊緣人格案主，除了養貓、狗外，也包括鳥及兔子等寵物，有人在寵物往生後，憂鬱症發作，如喪考妣的在諮商室掩面痛哭，讓我印象深刻。對邊緣性人格者而言，寵物不僅是最忠實的伴侶，也可能是生命交關的守護者。

不僅寵物是此人格者的依附對象，只要曾在孤獨難耐時，陪伴、隨侍在側的無生命物件，舉凡洋娃娃，小毛巾等，都可能是情感寄託的對象。

邊緣人格的同性與雙性戀

同性戀有先天與後天形成因素，後者因素很多，其中之一即可能為邊緣人格所致。

邊緣人格者需要他人特別關愛，青少年期在校就可能鎖定同好，以知己相交，如果對方正好為同性戀者，彼此可能發展戀情，此戀情的重點對邊緣人格個案而言為尋求依附對象，當結束戀情，仍會接納異性伴侶，形成雙性戀傾向。

Part

2 為何罹患邊緣性人格

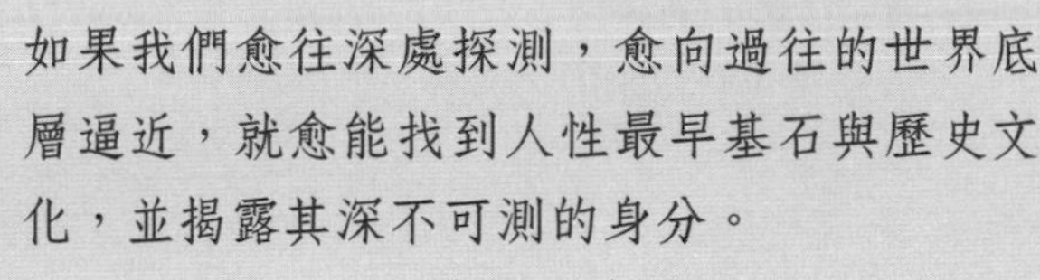

如果我們愈往深處探測，愈向過往的世界底層逼近，就愈能找到人性最早基石與歷史文化，並揭露其深不可測的身分。

～湯馬斯．曼（Thomas Mann）

本書第一篇談了邊緣人格的詳細樣貌，讀者可能有些疑問仍待釋疑，例如：人的情感反應，真的跟嬰幼兒時期有關？人的過激情緒，真的跟父母幼時照顧相關？人的自殺、自殘，真的會受到所處家庭氣氛影響？這一連串的疑問該由歷來在邊緣人格理論上開疆闢土的心理學大師們為您解答。由於偉大理論的誕生，潛藏著許多耐人尋味的故事，請試著品閱故事中主角在理論建構中，如何勾串人類心理的發展？如何讓深不可測的心靈呈現清楚脈絡供人依循？如何展現人道主義的關懷，讓幼小心靈得到最妥適慰藉？當然，這些先驅的理論都與本書主題——邊緣性人格環環相扣。

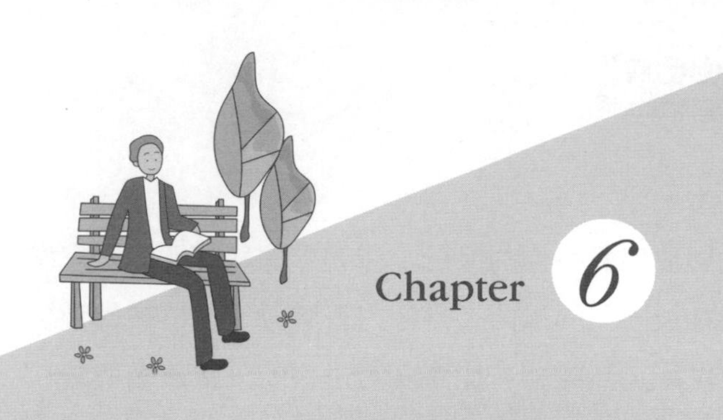

Chapter 6

大師們的理論發展

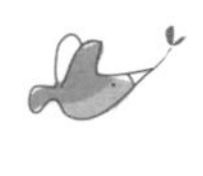

佛洛依德（Sigmund Freud, 1856-1939）：心理學的拓荒者

佛洛依德理論中的幾項主軸：性驅力、歇斯底里症（焦慮、恐慌、強迫症等）、潛意識人格結構等所構成的精神分析論為人類智識的重大進展，許多理論背後通常存在耐人尋味的故事，就心理學大師人物而言，我們發現其幼兒成長背景跟這些原創理論有相當連結。

佛洛依德出生於中低收入家庭，父親為羊毛商，母親為父親兩段婚姻後再娶，年齡相差 20 歲。佛氏形容父親溫和，但軟弱且能力平庸，母親則因前胎男嬰出生一年半後夭折，身為長子的佛氏，甚受母親保護與寵愛，這種擔心再度失去至親的焦慮性寵愛，讓他在童年期經常作焦慮緊張的夢，且圍繞在擔心母親可能

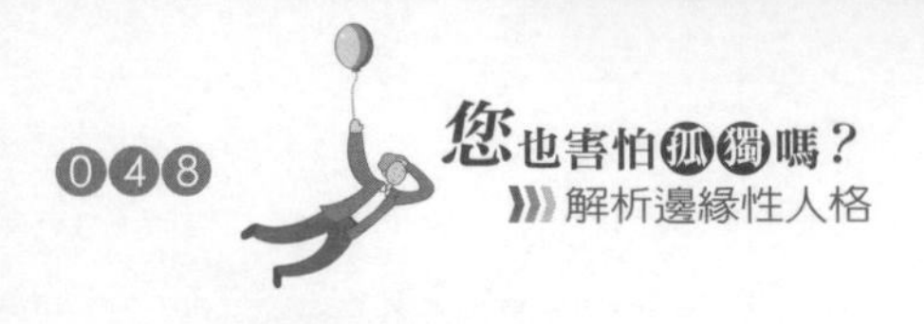

身亡離去（分離焦慮）。

佛氏幼年有位對他疼愛有加的保母，母親生妹妹安娜而離家住院時，保母因偷竊被同父異母的二哥菲力普解僱，這位被佛氏稱為「性導師」的保母突然離開，加深其對母親的分離焦慮與依戀。他作自我分析時，自陳無法認同父親的平庸、軟弱，然而兩位自幼照顧他的女人：帶來性刺激的保母，與年輕且寵愛他的母親，對他在日後性理論上有深遠影響。而童年曾目睹母親赤裸之身，在其幼小心靈注入難以抹滅的性影像，促使日後大膽將這些萌自嬰幼兒期的性幻想加以論述，在那保守的維多利亞時代後期，佛氏成名後大量銷毀、掩飾這些令人遐想的私人資料，童年的「性」經歷是否影響著日後性驅力、陰莖欽羨（penis envy）、伊底帕斯戀母情結（Oedipus complex）等性理論就不言可喻了，這些童年的性奇幻歷程，都影響著佛氏日後潛意識理論的發展。

1900 年出版《夢的解析》一書，正式揭開人類意識層面底下的潛意識奧祕，為何這本《夢的解析》與邊緣人格理論有關？佛氏曾說「夢的詮釋是通往理解潛意識的大道」，夢既是潛意識一環，由於潛意識在意識層中非常模糊，3 歲前大多數幼兒因為沒有清楚記憶，所以仍處於潛意識時期，過往心理學理論甚少著墨於嬰幼兒期對人類心靈的影響，自從佛洛依德論述潛意識後，才有他所謂的「人類的早期經驗能決定其一生」的曠世理論出現。

佛洛依德在 1886 年開始執業，早年的臨床經驗經常圍繞於精神官能症、神經衰弱與歇斯底里三大症狀，期間曾嘗試各種心理治療方法，其中之一為催眠療法，經過反覆試驗後成效不彰，最後不得不放棄此療法，然而催眠至少曾在心理學萌芽時扮演了關鍵角色，對日後的潛意識理論發展有相當影響。

所有心理學理論涉及潛意識都變得複雜難懂，邊緣人格就與潛意識息息相關，因為嬰幼兒期是否受到父母良好照護，是人格發展的關鍵，從心理學史來看 1900 年心理學宗師佛洛依德發表《夢的解析》一書，正式宣告潛意識踏上心理學舞台，也為邊緣人格論奠定發展基礎。我們須解釋這潛意識偉大理論產生的前因後果，才能深入了解潛意識與邊緣人格的關聯。

潛意識是開啟日後克萊茵等人在客體關係論鑽研嬰幼兒心理的原創概念，以下是佛洛依德在發現此概念的過程。

對人的憂鬱、焦慮（當初的精神官能症及神經衰弱）有長期的臨床經驗後，佛氏於 1895 年與布洛爾（Josef Breuer）共同出版《歇斯底里研究》一書，該年也同時發生一件大事，他於 7 月 24 日清晨記下所謂「艾爾瑪的注射之夢」（The dream of Irma's injection），清楚描述自己夢中情節，大意為：他為一位叫艾爾瑪的少婦看診，經治療後未見成效，患者有些質疑治療方式，佛氏略顯不悅，對方接著提出喉嚨、腹部不適，旁邊同事為其檢查後，夢中出現的幾位醫師懷疑為感染引起……。這項鉅細靡遺的夢中紀錄是夢的解析重大突破，在給好友弗里士（Wilhelm Fliess）信中提到：你能想像有天在這屋前（作夢處），豎立一座大理石碑刻著——1895 年 7 月 24 日於此地，佛洛依德博士開啟人類夢的奧祕……。我們無從得知朋友看了此信後的反應為何？有人該會覺得自我膨脹，自以為是吧！然而，百年後回顧當初佛氏的澎湃之語，似乎並不為過，日後潛意識的持續發展，可能連他自己都不知道該理論對人類心靈有此驚人貢獻。

此世紀大夢在佛氏死後，從他與弗里士私人信函中被發現，有位叫 Emma Eckstein 的 27 歲少婦在該年 3 月曾因鼻病前來尋求治療，佛氏初步判斷為歇斯底里性的鼻出血，但仍商請遠在德國柏林的耳鼻喉科醫師好友弗里士前來會診，經手術治療後，病情更為惡化，最後竟發現患者傷口內存有紗布，此嚴重醫療疏失曾造成佛洛依德極大困擾，也因此在四個月後有了此夢，印證中國人說的「日有所思，夜有所夢」。

1895 年記錄「艾爾瑪的注射之夢」至 1900 年出版《夢的解析》間的五年，佛氏浸淫於夢與潛意識理論，由於自身有歇斯底里和強迫症特質，他發現當人在現實生活中遇到無法面對的困擾或出現企圖逃避心理，便可能將這些不被允許的念頭壓抑（suppression）至潛意識中，稱為潛抑（repression），他認為夢就像症狀，是內在衝突的具體表徵，在仔細檢視自我夢裡素材後，曾說：自己是自我分析中的重要患者。

從潛意識理論中，佛氏認為：將儲存於潛意識中的心靈垃圾加以詮釋，轉化為正常意識，就能改善心理症狀。他也說：「很多患者苦於早年經驗的痛苦記憶，如果將其挖掘檢視，所有症狀都會回到 6 歲前所發生的創傷事件。」

三大人格結構理論

佛氏 1923 年在《自我與本我》（*The Ego and the Id*）一書中提出本我、自我、超我理論，說明意識與潛意識的相互關係，其中本我（id）潛藏在潛意識層面，它代表一個人的原始驅力，如飢餓、性等，所依循的是享樂原則，嬰兒 3 歲前正處於本我期，本能需求除需母奶餵飽外，也縱情的期待母親充分關愛與陪伴，否則會激烈回應，不斷以哭啼聲提醒照顧者要隨侍在側，如仍被忽視此本能需求，就可能形成所謂早年期創傷性痛苦經驗。

佛氏曾說：孩童早期就對父母有性衝動，由於此意念不被接受，因此被推到意識外而形成潛抑，儘管性理論看似荒誕，且已多半被日後心理學者推翻，精神分析論的博大精深仍流傳於世，無損於佛洛依德在心理學的崇高地位，幸而日後傳承精神分析論的心理學家們在嬰幼兒期的理論發展上，以客體關係論為名加以修改，被譽為嬰兒心靈的解讀者，克萊茵就是最關鍵的傳人之一。

而與邊緣人格相關理論的代表性學者中，我們以下將分別介紹克萊茵、馬勒、肯伯格、鮑比及安斯渥斯。

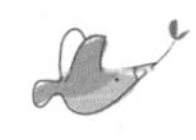

克萊茵（Melanie Klein, 1882-1960）：嬰兒心靈解讀者客體關係論

佛氏的精神分析聚焦於父權和控制力的男性權威，認為嬰兒期的內在性驅力是造成心理異常的根本因素。客體關係論（Object Relations Theory）對佛洛依德的性心理發展持保留態度，認為自體及母親（客體）才是人類心靈發展的重心，母親才是人格發展的主體，嬰兒期的撫育與照護應為心理正常與否的關鍵因子，象徵器官為乳房（good breast and bad breast）。此理論證實，嬰兒能感受被照護的母愛，相對而言，當未受妥當照顧，會產生失落感，這種強烈需要被照顧是嬰兒的「本能」需求（如同需被餵飽），此需求如未被滿足，長大後會造成各種情緒性心理症狀。

佛洛依德雖被公認為客體關係論之父，但精神分析對 3 歲前的幼兒發展少有著墨，自克萊茵以降的客體關係理論則專注於幼兒 3 歲前的身心發展，因此被譽為理論之母，可見這位連學士學位都未獲得的理論先驅對此領域的深厚影響。

1914年，克萊茵歷經母親去世、先生外遇，生完第三名孩子後，受產後憂鬱之苦，於該年第一次世界大戰爆發後，極端苦悶的她在布達佩斯接受佛洛依德摯友、匈牙利精神分析師費倫奇（Sandor Ferenczi）的心理治療，這樣的歷史性接觸，在克萊茵親炙精神分析後，開啟客體關係論的殿堂。

許多心理學大師進入此領域前，是因陷入心靈困境，在尋求適當出口當下，與心理治療結緣，克萊茵所面臨的人生悲劇就足以讓她成為千錘百鍊的大師級人物。丈夫婚後外遇、產後憂鬱等挫折僅是她尋求心理治療的導火線，潛藏的心靈困境，除了她20歲時，與之感情深厚的哥哥艾曼紐（Emmanuel）離世（克氏從小渴望父愛卻不可得，哥哥的親情有填補作用）；最值得注意的是潛意識陰霾，她4歲時的童年玩伴兼陪伴者，8歲的二姐塞杜尼（Sidonie）死於結核性淋巴炎，克氏形容這位姐姐對她疼愛有加，親密家人的驟然離世，幼小心靈鑄下的分離焦慮、主觀上被遺棄的陰影，可能與日後觸發她在兒童精神分析及遊戲治療，尤其發展出嬰幼兒期分離焦慮與邊緣人格理論的學術貢獻有密切關聯。

費倫奇有如啟蒙恩師般的引領克氏進入精神分析，十年後（1924年），她極力爭取另一位佛洛依德好友，知名精神分析師亞伯拉罕（Abraham）的心理治療，上回因產後憂鬱接受治療，這回藉著心理諮商，期待破敗的婚姻有所轉圜。雖然此次的精神分析最後未如願改善婚姻，兩年後與丈夫離婚，然而遇到這位對其精神分析理論與實務影響頗巨的傑出分析師，卻是讓她日後成為客體關係論先驅的關鍵導師。這位心目中最重要的良師益友在為其進行精神分析一年半後不幸驟逝，再留下生離死別的心理創傷。

克萊茵的學術生涯是與費倫奇接觸後展開，這位敏銳度極高的分析師發現這位陷入憂鬱的個案，潛藏著卓越心理分析的穿透力，因此鼓勵她鑽研佛洛依德的精神分析，她在閱畢《夢的解析》精簡版《關於夢》（*On Dream*）後大受感動，從此投入精神分析研究，費倫奇也鼓勵她以自己剛出生兒子艾瑞（Erich）及10歲女兒為心理分析實驗對象，日後因此成為兒童精神分析的理論泰斗。

潛意識幻想（unconscious phantasy）

克萊茵於1919年根據觀察分析兒子後，發表首篇論文：〈一位兒童的發展〉（The development of a child），潛意識幻想於此文中首度被提及（佛洛依德曾在論文中率先闡釋過 phantasy）。她認為嬰兒從出生就具備感知能力，這種形同潛意識幻想的本能力量通常為對客體（最初為母親的乳房，接著母親的手跟臉部，最後可能發展到母親本身）的主觀感受所左右。當主體（嬰兒）經常感受被客體（通常是母親）充分的擁抱且有安全感，被嬰兒內射（introject，投射至內心的感受）至潛意識幻想中的感知狀態就是遇到好乳房一般喜悅與滿足；反之，如果嬰兒經常沒被餵飽，未受到適當關照，甚至被暴力對待，嬰兒的主觀感受就如同碰到壞乳房般嫌惡，此時就會啟動自我防衛的分裂（splitting）機制，它協助嬰兒保留象徵被愛的好乳房，驅除帶著恨意的壞乳房（當沒被餵飽或負面感受時），以維持內心平衡，然而當此防衛機制如因壞乳房的不斷侵襲而失守，最終可能導致邊緣人格，甚至更嚴重的精神分裂。

偏執—類分裂心理位置
（paranoid-schizoid position）

克萊茵於 1946 年所發表的類分裂機制評論（notes on some schizoid mechanisms）中，闡述了兩個嬰兒出生後的心理位置（心理狀態），分別為偏執—類分裂心理位置及憂鬱心理位置。

偏執—類分裂心理位置：是指嬰兒從安全母體出生後數月所發展出自我保護心理機制，首先接觸的客體是母親（或乳房），在感受好、壞乳房（愛或恨的糾葛情緒）中，脆弱的心靈很容易因飢餓、挫折而產生偏執性的被迫害妄想，在分裂、投射（在被迫害妄想中，將主觀想法加諸於客體，以自我保護）、內射的混亂與矛盾心理機制中，甚至引發死之本能威脅下，所產生深層的死亡恐懼。

憂鬱心理位置（depressive position）：憂鬱心理位置在六個月左右逐漸顯現，過去半年來衝動且不成熟的心理狂亂狀態已能更穩定反應，包括對好、壞乳房的極端反應已能根據現實作判斷，對母親的印象已非過去摻雜著乳房、手、臉部，而是感受到獨立個體。憂鬱的心理狀態來自於嬰兒開始意識好的母親與壞的母親是同一個母親，自己在攻擊壞母親時，其實也攻擊了好母親，因為好壞母親實屬同一人，因此對自己的攻擊出現罪惡感，進入憂鬱的心理狀態。

當嬰兒在嘗試修補與母親的關係中，母親仍不時以溫暖的態度，在餵完奶後回到身旁陪伴，嬰兒內心的焦慮與罪惡就會逐漸消失，此時期的憂鬱狀態就能在好、壞母親中停止分裂；反之，未被充分照顧的嬰兒，會持續在對客體的不信任中出現揮之不去

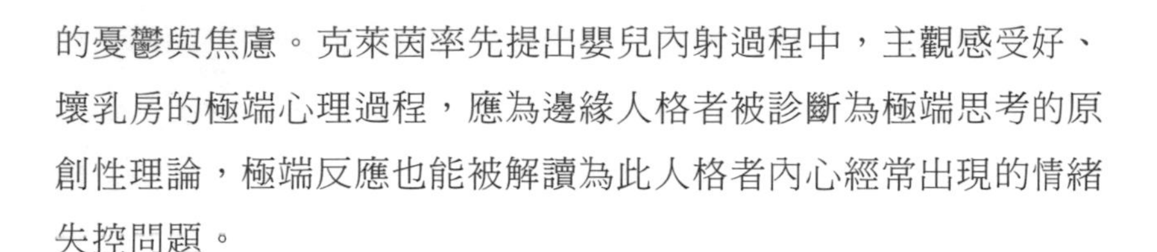

的憂鬱與焦慮。克萊茵率先提出嬰兒內射過程中，主觀感受好、壞乳房的極端心理過程，應為邊緣人格者被診斷為極端思考的原創性理論，極端反應也能被解讀為此人格者內心經常出現的情緒失控問題。

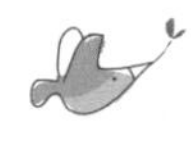

馬勒（Margaret Mahler, 1897-1985）：嬰幼兒發展理論巨擘

佛洛依德以潛意識理論勾勒出嬰兒早期心理原貌，如同為邊緣人格理論奠下穩定地基；克萊茵的客體關係論則將嬰兒的幻想世界以兩個心理位置架構出邊緣人格理論鋼樑；馬勒則憑著大量實驗分析與近身觀察所發展出的分離—個體化理論，將 3 歲前嬰兒心理狀態鉅細靡遺的呈現，讓我們更加了解嬰兒的心智反應，可說將此人格理論裝潢得美輪美奐。

馬勒成長於富裕的猶太家庭，與她較親近的父親為醫師，她就讀高中時就在布達佩斯遇到克萊茵的啟蒙精神分析師費倫奇，這位富傳教士熱情的分析師也無獨有偶的鼓舞她接觸精神分析、閱讀佛洛依德著作，當時她對潛意識概念尤感興趣。馬勒最初在大學小兒醫科就讀時就發現自己樂於與幼兒接觸，曾說這一生圍繞著嬰幼兒的志業，帶給她無限喜悅與成就。

馬勒大學畢業後曾以小兒科醫師為業，內心卻懸念著潛在志趣——精神分析，幾經波折與努力，終於在 1933 年取得精神分析師證照。身為猶太人，為了躲避二次大戰戰火，1938 年移民美國紐約，從 40 至 60 年代，奔波於紐約與費城間，致力於嬰幼兒的科學研究，在成立的兒童研究中心內，專注於一般幼兒及重症精神病童的身心反應，她的研究團隊特別關切的議題是：幼兒如何產生自我感？學習認識自我的過程為何？如何認識自己？他們縱向研究嬰兒從出生、經青少年至成人的發展過程，橫向深度觀察嬰幼兒在各種情境下的反應，其中包括家庭訪問與協談。馬勒在研究過程中特別觀察嬰兒與母親分離後的依附關係與嬰兒獨立自主過程的漸次變化。

分離－個體化（separation-individuation）理論問世

馬勒歷經二十多年對嬰幼兒的研究，終於在 1975 年與另兩位同事（Pine和Bergman）發表《嬰兒的心理誕生》（*The Psychological Birth of the Human Infant*），此時代學術文獻，讓世人了解嬰幼兒內在世界的心理結構，成為幼兒心智發展學中的關鍵論文。馬勒將 0 至 3 歲嬰兒的心智發展分為以下三個時期。

第一期（0 至 1 個月）自閉期（normal autistic phase）：剛出生的嬰兒多半處於睡眠狀態，肚子餓了會睜開眼睛喝奶，似乎仍慣於先前在母體的休眠狀態，如果試圖將手指輕觸其嘴邊，會轉而吸吮手指，這代表此時期的嬰兒行為上僅有反射動作，在心理反應上處於自閉期，與外界未發生任何連結。

第二期（約 2 至 5 個月）共生期（normal symbiotic phase）：此時期的嬰兒睡眠時數逐漸降低，對旁人的逗弄會開始微笑回應，無法分辨自我與他人的差別，心理上與母親融合在一起，母親的身心照護為發展共生關係的關鍵，不愉快的共生經驗，會讓嬰兒提前進入下階段的成長，以逃避負面的共生關係。

第三期（約 6 至 36 個月）分離－個體化期（separation-in-

dividuation phase）：嬰兒在六個月左右時，開始感覺到自己與照顧者是不同的個體，之前幾個月看到人會笑，這時看到陌生人會焦慮，既然發現自己是獨立的個體，會以輕推開媽媽等動作試圖做自主分離，之前的共生關係及母親良好的安全照護是促成此分化（differentiation）任務的圓滿完成，人類身體從母體誕生，直到半年後，脫離與母親的共生期後，心靈才真正誕生，這代表著母親照顧品質的好壞，六個月大的嬰兒已能了然於「心」。

第三時期的分離—個體化時期，由於此期長達兩年半（6 至 36 個月），此時期細分為以下四階段。

第一階段（6 至 10 個月）孵化期（hatching）：馬勒使用孵化作為此時期的名稱，顧名思義，這時期的嬰兒欲脫離與母親的融合共生，自行孵化為獨立個體。嬰兒同時也藉視覺、觸摸母親臉部與身體，以與母親作心靈連結。如果照顧者的臉部或照顧品質是憂鬱、壓抑、情緒化的，此生命初期的探索反應就會留下陰影；反之，母親不時逗弄、開心、熱情的回應嬰兒，就會留下心靈正向印記，包括建立自信及對外界的信任感。就邊緣人格而言，此時期嬰兒在客體關係上的負面感受，將導致日後無法正常覺知自我，因而影響人際關係；孵化期的負面觀感對小小心靈也會有混亂且浮躁的情緒，空虛無助感會因此漸次滋生；母親未能提供穩定且安全的照護，生命初期的分離焦慮會因此產生，且開始延續。我們可以這麼說，人類早在出生半年後就直接影響著日後邊緣人格的產生。

第二階段（10 至 16 個月）實踐期（practicing）：此時期的幼兒漸由爬行轉為蹣跚步行，終至穩定行走，雖脫離照顧者自行學步，仍不時回眸確認照顧者是否還在，顯示幼兒仍處於分離、獨立過程的過渡期，如果孩子企圖脫離母親懷抱，被鼓勵自我探索，且在孩子與母親暫時的分離焦慮中得到適當回應與安全，就能完成人生的初步「自我實踐」。從襁褓、爬行到行走的過程，對幼兒而言是「走路有風」的，心態上的自我膨脹也達頂點，心理上的自戀因此產生，幼兒期的自戀與依附乃必經的心理過程，是自然健康的，母親如果滿足且鼓舞他們從心頭湧出難得的自信，未來在探索、學習新的事物就能充滿信心冒險嘗試，甚至激發出源源不絕的創造力；反之，如果幼兒因剛學會走路，對周遭任何新的東西都衝動想摸、想碰，照顧者未滿足此天生的好奇心，甚至以打罵回應，會因此深化心靈挫折，導致日後悲觀與自卑。

第三階段（16至24個月）修復期（rapprochement）：在經歷前期企圖與母親首度分離，甚至產生自以為是的自戀後，終究感受自我的脆弱與侷限，此階段幼兒會出現日漸明顯的孤獨感，無法脫離母親的分離焦慮再度呈現，因而希望重新復合，與客體重溫更緊密的關係。此時期的幼兒（尤其男生）活動力增強，被要求如廁等較高難度訓練，加上增強的分離焦慮，不時黏著照顧者要求抱抱，顯示此時期的孩子特別難帶，缺乏耐性或愛心的父母或忽略要求，或冷漠以待，甚至暴力相向都可能讓孩子受到傷害。照顧者未滿足溫暖互動需求，日後邊緣人格因害怕孤單、被人遺棄等心理問題，就會在潛意識中開始滋生；至於被暴力對待的幼兒，好、壞媽媽的極端思考一旦形成，內心夾雜著恨意的邊緣人格情緒，會在缺乏關愛與暴力對待下逐漸形成。

第四階段（24至36個月）客體恆常期（object constancy）：經過前兩年的陪伴照顧，幼兒對客體已產生穩定的內

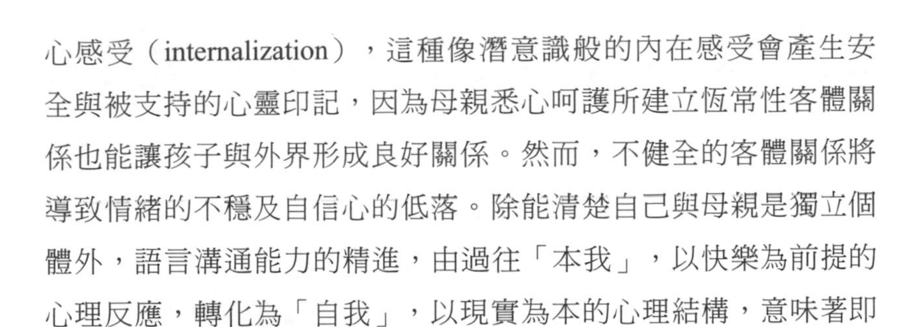

心感受（internalization），這種像潛意識般的內在感受會產生安全與被支持的心靈印記，因為母親悉心呵護所建立恆常性客體關係也能讓孩子與外界形成良好關係。然而，不健全的客體關係將導致情緒的不穩及自信心的低落。除能清楚自己與母親是獨立個體外，語言溝通能力的精進，由過往「本我」，以快樂為前提的心理反應，轉化為「自我」，以現實為本的心理結構，意味著即將以更為獨立的個體，面對未來世界。

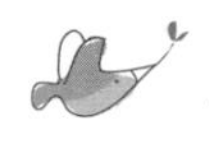

肯伯格（Otto Kernberg, 1928-）：當代邊緣人格論的領航者

肯伯格出生於奧地利，1939 年為了逃避希特勒納粹暴政，舉家移民至智利，大學主修生物醫學，而後到智利精神分析學會專攻精神醫學及精神分析，1961 年移民美國，1976 年起，擔任康乃爾大學教授兼精神病學研究所負責人。

肯伯格的學術成就在於對精神分析及客體關係論的整合，也是當代自戀人格與邊緣人格理論與實務權威，他從 1967 年提出邊緣人格組織（boderline personality organization）後，被譽為該領域的領航者之一。他在論述此人格時，套用了許多馬勒（像分離—個體化）、佛洛依德（像人格結構、移情、驅力），與克萊茵的概念（像投射認同、全好全壞、分裂），數十年前所發表的理論，當物換星移，他對邊緣人格是否有新的體悟？以下是他於 2008 年就邊緣人格的訪談內容，值得我們一探。

邊緣人格應區分為輕、重度

肯伯格認為邊緣人格該被區分為重度原發型（severe primative form）及較輕精神官能型（mild neurotic form），前者為邊緣人格組織（BPO），患者有嚴重、極端的情緒問題，且無法整合自我與他人的概念（缺乏同理他人能力），他們會將人過於理想化，瞬間又妖魔化，肯伯格認為這是認同障礙（identity diffusion）問題。

邊緣人格的成因

肯伯格認為生物、心理及社會因素都會造成邊緣人格，嬰兒早期如缺乏與照顧者的正常依附關係會讓症狀更加惡化，尤其當父母因本身憂鬱而施以虐待，忽略嬰兒擁抱等基本需求，都會形成邊緣人格。如果嬰兒在出生後的第一年出現病痛，父母未善加照顧，或讓嬰兒身處混亂的家庭氣氛中，都是導致生命初期與外界產生負面的情感連結。

邊緣人格的樣態

當負面情緒持續在孩子的性格中發酵後，可能再被傷害的被害妄想會不斷在意識中盤旋，形成揮之不去的被威脅夢魘。認同障礙就可能在這樣的思維中出現，為了保護自我，與人相處時開始以極端思維待人處世，不是對就是錯、不是好就是壞。

邊緣人格組織者有嚴重的焦慮、憂鬱、瞬間情緒、自我傷害、自殺意圖、情緒化與衝動的個性，這些極端的反應，讓周遭親友有嚴重挫折感。他們無法與人維持長久關係，經常處於孤獨、憤怒、狂躁，無法正常工作，且不易遇到良伴，即便能維持長久關係，也通常衝突不斷。

肯伯格在邊緣人格的理論與實務都具傑出成就，他的移情—焦點療法（Transference-Focused Therapy, TFT），我們已在第5章介紹過。

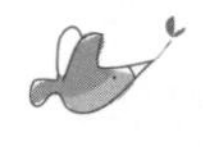

鮑比（John Bowlby, 1907-1990）：分離焦慮幼童的守護者

探討邊緣人格的罹患因素，除了從嬰兒出生後心理需求，或與照顧者的互動（客體的關係）來了解外，被譽為依附理論之父的英國兒童發展理論學者鮑比，在那一切以精神分析為馬首是瞻的年代，自己又身處客體關係重鎮的倫敦，年輕時就立志要為那些受到父母冷落的情緒障礙孩子獻身，經過數年精神分析訓練後，因緣際會下，接受著名精神分析師克萊茵的督導。

無法認同克氏的嬰兒潛意識幻想及人的心理問題源自內在衝突等理論，他認為與母親的真實互動關係才是了解和解決嬰幼兒分離焦慮的重點。激起鮑比另起爐灶的另一導火線是接受克萊茵督導期間，他被指派為一位情緒過動男孩治療，與院方交涉中，希望與男孩母親溝通被拒，院方認為應由患者的心理投射與潛意識幻想著手治療。加上不見容於精神分析學派，迫於無奈下，他日後結合進化論、動物行為學、發展心理學、精神分析學、控制系統等理論，以及長期研究觀察，創造出更耀眼的嬰幼兒發展理論。

在他的依附理論背後，其實潛藏著孤獨的童年身影。成長於英國上層家庭，當時此階層的育嬰文化，瀰漫著父母對嬰幼兒的過多陪伴，將導致孩子日後被寵壞的迷思，因此他出生後，主要由盡責的保母帶大，當形同母親的保母在他 4 歲離職時，鮑比曾形容當時頓失依附後的受創心靈；另一近乎悲劇性的分離，發生在他 7 歲離家至住宿學校生活，這些慘澹的孤獨童年，激發他提出依附理論，企圖向天下父母吶喊，為了這些無辜小生命的心理健康，他們應受到充分照護，此理論認為年幼時遭遇的情感剝奪，正是影響人格發展和與他人社會互動困擾的最大主因。

依附理論（attachment theory）

依附（attachment）是嬰兒出生後與供養者所具備的生存關係，初始僅有生理需求，接著是心理依附需求，正常的依附關係會隨著年齡逐漸降低，邊緣人格者的最大困境是嬰幼兒期未滿足心理依附基本需求，終其一生都可能尋覓那童年經驗中未曾吃飽喝足的心理依附。

佛洛依德認為嬰兒 0 至 1 歲時，母親餵奶過程會滿足其「口腔」需求，形成依附；艾力克森（Erikson）則說，母親餵養照顧過程的穩定性不夠，會造成嬰兒日後對環境與人產生信任危機；班度拉（Bandura）發現，嬰兒因照顧者的餵養、擁抱、提供舒適環境等，內心會將因此連結為愉快經驗，形成內化感受，並不時引起照顧者注意，取得獎勵。勞倫斯（Lorenz）曾觀察幼鵝出生後的行為，發現幼雛與任何物種在關鍵期的接觸，會產生銘印（imprinting）行為，即產生依附現象，而非獨對母親依附。

1958 年有兩篇依附理論關鍵論文問世，首先是哈洛（Harry Harlow）利用猴子做實驗。他給幼猴兩個代理媽媽，一邊是由冰冷鐵絲製成的母猴形體，裝有餵食器供應奶水；另一邊是有溫暖絨布的母猴形體，但不提供奶水。結果幼猴每每喝完鐵絲母猴那邊的奶後，都會依附絨布母猴取暖，此實驗打破過往動物依附行為僅由飢餓需求引起，它也包括溫暖環境所帶來的依附對象。

另一篇論文是鮑比的〈母子的自然連結〉（The nature of the child's tie to his mother）一文，其中首次提及依附理論。鮑比二次大戰時曾服役於皇家陸軍醫療單位，目睹許多因戰亂而流離失所的兒童，尤其猶太嬰幼兒出生後淪為孤兒的慘況，因此戰後致力於社會適應問題及身心障礙兒童的研究。

鮑比依附理論的主軸有以下四項：

1. **依附的關鍵期**：兒童在 6 至 30 個月期間，非常容易與主要照顧者形成情感依附，良好的互動取決於照顧者對孩子的敏於回應。
2. **安全堡壘**：兒童情感依附後的行為表現與照顧者息息相關，尤其當陷於害怕、低落情緒時，如能感受心靈撫慰，未來便能建立自我良性發展的安全堡壘。
3. **依附品質會影響未來情感發展**：童年期與照顧者所建立的依附品質，將影響日後人格發展以及與伴侶所產生的情感發展。
4. **分離焦慮**：在形成依附的關鍵期（6 至 30 個月），如果突然與照顧者分離或發生重大情感創傷事件，將導致未來短或長期情感或現實生活的巨大衝擊。

安斯渥斯（Mary Ainsworth, 1913-1999）：「陌生情境」改變人類育兒文化

鮑比提出依附理論時，與傳統育嬰文化相悖，先進的概念讓人對理論存疑，似乎像少了一小塊拼圖般，缺乏說服力，直至70年代初，安斯渥斯提出陌生情境（the strange situation）的研究報告後，讓依附理論更臻成熟，獲致學術界一致認可，也徹底改變歐美的育兒觀念。

1950年婚後因夫婿須至倫敦完成學位，已於加拿大多倫多大學取得心理學博士與教職的安斯渥斯，於該年至倫敦的兒童心理健康中心任職，鮑比正巧在該中心浸淫於即將萌芽的依附理論，安斯渥斯躬逢其盛，參與了母嬰依附關係的研究計畫，四年後前往非洲肯亞進行親子互動研究。

陌生情境實證研究是她在美國約翰．霍普金斯大學的研究計畫，她提出嬰兒與母親分離後的三項依附心理反應，分別為安全依附、焦慮一抗拒的不安全依附、焦慮一逃避的不安全依附，第四項解組一紊亂的不安全依附是由安斯渥斯同事緬因（Main）和所羅門（Solomon）研究團隊於1986年補充之，且獲安氏認可。

為了測知嬰兒在與母親分開後的反應（分離焦慮反應），及反應背後所代表孩子在安全與不安的親子依附下的人格發展，陌生情境的實測研究看似簡單，卻饒富意義。在選擇12至18個月大幼兒為實驗對象後，母親與嬰兒先同在室內，嬰兒玩著玩具，每隔數分鐘後有一陌生人入內，母親便會悄悄離開，留下幼兒與陌生人。這期間會讓幼兒獨自在房間，研究人員觀察每名嬰兒在

母親兩度離去及回來後的反應，以下為四項主要反應及研究報告。

此研究計畫挑選了一百組的美國中產家庭為實驗對象，實測結果為第一項安全依附約占70%，另兩項不安全依附各占約15%。

安全依附（secure attachment）

測驗過程：母親離開時會不舒服，甚至生氣，對室內的陌生人採迴避態度，但當看到照顧者回來後，會感到高興。安全依附的嬰兒能確認母親會回到身邊，不會過度延續母親離去的怒氣。

父母照顧狀況：孩子照顧者的特質通常是有愛心、耐性，且照顧周到。

未來發展：孩子長大後能有充足的自信發展自我，他們信任他人，能穩定的表達情感，通常也能與伴侶達到互愛互信的感情互動。

焦慮—抗拒的不安全依附（anxious-resistant insecure attachment）

測驗過程：幼兒在母親離去時出現哭鬧，且反應激烈，對陌生人有懼怕感。當母親回到房間後的反應矛盾，高興照顧者回到身邊，卻同時抗拒照顧者欲安撫的動作。

父母照顧狀況：孩子通常被過度寵愛或被忽略內在需求，在時好時壞的矛盾照顧中成長。

未來發展：由於情緒晴雨不定，孩子長大後會在人際關係及感情互動中受挫。

焦慮－逃避的不安全依附（anxious-avoidant insecure attachment）

測驗過程：幼兒在母親離去時通常顯露事不關己的冷漠反應，陌生人出現時，會照常玩玩具，並不在意他的出現。對母親回來的反應是冷淡的。

父母照顧狀況：孩子經常無法得到適切照顧，照顧者通常不關心其需求。

未來發展：孩子的性格發展傾向自卑、自我貶低，在社群中形成自我孤立。

解組－紊亂的不安全依附（disorganized/disoriented attachment）

安斯渥斯發表七成安全及各占一點五成的不安全分離焦慮依附實驗後，學界發現有一小群在「實驗」外的嬰兒。

測驗過程：母親離開後的反應更為怪異、嚴重，他們時而哭泣、時而抗拒、時而冷漠，莫衷一是。

父母照顧狀況：父母對孩子的一貫對待方式很可能紊亂且毫無章法的打罵、虐待，讓嬰兒在驚恐、迴避、壓抑中度過悲慘童年，這些孩子自然不會享有基本情感依附。

未來發展：在此環境中長大的孩子，無論對母親、陌生人或外在環境，在困惑與不信任中掙扎。可能在外模仿父母以暴制暴宣洩憤怒；可能壓抑內心創傷，罹患嚴重的心理疾病。

我在撰寫以上陌生情境文章時，曾到YouTube觀看各研究單位研究幼兒分離焦慮的實測影片，看完後才了解當初陌生情境問世後，為何捲起歐美育嬰文化的改革狂潮。我看到影片中不同幼兒在母親離去後的焦躁不安、憤怒異常、嚎啕大哭，現實中視為當然的幼兒反應，知曉依附行為理論後，再觀看實測影片，孩子的痛苦反應令人不忍卒睹，這就是為什麼歐美在 70 年代，各國紛紛立法禁止將幼童獨自留置家中，並提出鼓勵父母留職在家照顧孩子等各項兒童福利措施。各位如果有興趣觀看影片，不妨以英文 strange situation 在 YouTube 搜尋，就能看到數組陌生情境的實測影片。

許多心理學家持續對依附理論進行研究，其中 1987 年 Hazan 和 Shaver 以「愛情測驗」方式，要求受試者選出與自己相符的三種愛戀模式，以下為測試結果：

安全依附：他們希望擁有真愛，但不覺得要到神魂顛倒的地步。

焦慮一抗拒的不安全依附：通常很快與人陷入熱戀，但由於既想保持親密，又無法信任伴侶，害怕被拋棄的極端性格，常在衝突與矛盾中呈現不良的情感關係。

焦慮一逃避的不安全依附：懷疑浪漫情懷的持久性，不易與伴侶維持互愛信任關係。

這項問卷也同時就「與父母關係」及「工作態度」做調查，結果顯示安全依附者與父母關係良好，工作態度則積極進取，而其他兩項不安全依附者，皆在與父母關係及工作態度上顯示負面傾向。

Chapter 7

中國文化影響下的邊緣性人格

前章為邊緣人格相關大師們的理論結晶，我須客觀呈現，不得在旁加油添醋，先驅們的精闢論述對我有相當影響，我試著就多年的專業知識及諮商經驗，提出自己對邊緣人格罹患原因的個人看法。首先，邊緣人格的診斷標準是由西方心理學界所主導，人的性格導向，必有文化因素影響，例如部分台灣父母企圖自殺時，會帶著稚齡子女離世，這與西方文化顯有差距，我們該了解行為背後的文化因素才能通曉中國文化影響下，邊緣人格的另一面向。我們先看一位邊緣人格個案來信：

我自小因父母親開工廠而把我送至各個親戚家住（阿公家、外公家最多），國小二年級時父母把我接回家中，可是被遺棄的日子並未結束，一到了暑假、寒假，一樣是到親戚家住，甚至有一段時間還被放到「佛堂」參加了為期兩個月的團體生活，直到國中二年級為止才停止這種日子……

因為全身發抖很喘快吸不到空氣，去馬偕掛了急診，醫師說我過度換氣，並給了我一點放鬆的藥劑才得以好轉。近兩年晚上作惡夢驚醒的次數愈來愈頻繁，近來更是無法入眠。只要家人全部回到家我就會有脖子被掐住氣喘不過來、頭暈、噁心、心悸、胸悶等症狀出現。聽到比較令我生氣的言語或是畫面，我便無法控制情緒的低語、一直哭、全身發抖不能自已，於是我除了上廁所、洗澡、出去買東西吃以外，全都關在房內。已經兩個禮拜了，我時常在房間哭且歇斯底里，體重忽胖忽瘦，脖子跟背痛的受不了。男友因為在大陸上班只能用電話安慰我，前幾天男友勸我去看醫生，才一早去了振興醫院。我真的不知道該怎麼改善不受控制的情緒，身體更是不受控制。由於父母無法接受我在結婚前離家，因此結婚當天可能會沒主婚人，且沒娘家回。我真的很痛苦，最近更有不想出房門寧可餓死的念頭，連廁所都沒去上，我愈來愈厭惡看到我的家人，我到底該怎麼辦？

我近年的諮商個案多集中在邊緣人格上，此人格的產生與嬰幼兒經驗、家庭氣氛、父母性格等有相當關聯，前述的這位個案，從小父母忙於事業，無法全心照料，致有被遺棄的感受，此感受一旦形成，就可能造成害怕分離的邊緣人格，也會同時出現各種身心症狀。最令我印象深刻的是，即便過往身心受創，這些個案通常仍依附著父母與家庭，如此對原生家庭死心塌地的依附，對獨立自主的西方文化個案而言，不會造成困擾，然而當我們深入中國文化中的孝道，而後所引發的權威性格，就能明瞭這位個案在脫離家庭過程所忍受的煎熬，在父母因此拒絕參加婚禮後的再度被遺棄感受中，試圖以餓死結束生命。

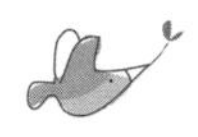

孝道與邊緣人格

我們看看台大心理系黃光國教授他在 2009 年的著作《儒家關係主義》中所言：

> 在儒家看來，父母是自己生命的根源，是「己身所從出」，親子間的關係是永遠無法切斷的血緣關係。在「孝」的大前提下，父母有過，做子女的人只能「下氣怡色，柔身以諫」，「諫而不逆」，縱然父母表現極端「不慈」的行為，子女也只有忍耐，換言之，子女對父母的「孝」，是一種無條件踐行的「積極義務」，不能隨個人的判斷來決定做或不做，我們可以稱之為「無條件的積極義務」。

我的老師韋政通先生曾在 1987 年《中國文化與現代生活》一書中說：

> 孟子不但把孝的價值擴大，且把孔子「無違」一意推向極端。孟子說：「父母之不愛我，於我何哉！」父母縱然不愛我，但為人子者，並不能因此而稍減孝心。

他把對父母的孝，視為「絕對無條件的服從」。

黃教授說：孝在中國文化中是「無條件的積極義務」，韋先生則說是「絕對無條件的服從」。美國人本心理學大師羅吉斯認為，對前來諮商的個案、對人，都應本著「無條件積極關懷」，東西方在無條件對人態度上有相當的差距。

古時中國文化為了社會正常運作，在倫理思想上強調孝道讓人理解，然而現代社會的父母再拿出「身體髮膚，受之父母」的觀念試圖操控，或在未盡父母之責，卻單方面以長輩之尊要求子女孝順，已無法符合現代倫理思潮，無條件絕對孝順的迷思在於部分父母在此文化保護傘下，易疏於對子女盡責；如果期待子女孝順，理應在孩子嬰幼兒時期盡責照顧，曾被父母悉心照顧的孩子，日後也應回報父母的養育之恩，這該是現代華人社會該有的新孝道概念。台灣社會近年自殺事件頻傳，父母自殺時，若有未成年子女，部分父母會先結束子女生命後，再自殺身亡，其文化因素就該是「己身所從出」、「身體髮膚，受之父母」的傳統觀念，加上子女既應絕對無條件服從父母，那麼父母為孩子所作的決定就會是對的，從這樣的孝順文化背景看父母帶著孩子離世，就不難了解了。

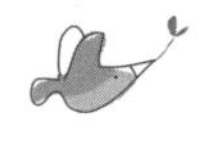

權威性格與邊緣人格

孝道是文化的傳承，當孝道文化形成後，就會形成人的特殊性格，權威性格應該是孝道影響下的產物，邊緣人格的特質為強勢、情緒化、極端思考，慣於操控依附對象等，這都與權威性格息息相關。我們看韋政通先生如何形容權威性格：

> 制度化孝道的權威，不僅控制了人們的意識，甚至深入潛意識。生活在中國傳統裡，一個人能順從，不僅足以自保、自利，且代表最高的美德。因此權威性格的反應，早經陶養成自動化習慣，經兩千多年精鍊而成的國民性，不是短短幾十年的時光就能完全改變的。

韋政通先生提出權威性格的六項特質，分別為：

1. 嚴守習俗。
2. 不加批評的服從權威。
3. 相信命運。
4. 二元價值觀。
5. 認同權威人物。
6. 沉溺於自我中心想法。

其中第2、4、5、6值得進一步申論與邊緣人格的關係。不加批評的服從權威與認同權威人物：我們可以將兩項一併討論，邊緣人格的核心特質為，從小因缺乏關愛，以致慣於依附父母，在傳統的家庭氛圍中，父母就代表權威，子女依附父母過程中，很容易服從權威，認同父母的一切，聽從指使，親子一旦在服從與認同中與父母形成依附關係，會形成更深的情感依賴。

二元價值觀與沉溺於自我中心想法

權威性格中的二元價值觀就等同於邊緣人格診斷標準中的極端思考模式，依照客體關係理論巨擘克萊茵率先提出嬰兒內射過程主觀感受好、壞乳房的極端心理過程應為邊緣人格者被診斷為極端思考的原創性理論，在好壞、對錯、黑白，缺乏多元思考過程中，因權威性格的二元價值觀，父母會以非理性方式處理親子關係，當孩子怯於或拒絕家長溝通後，家庭和諧就可能受到衝擊。二元價值觀的延伸，就自然導向沉溺於自我中心思考，兩者極易導向性格的偏執。

中國文化缺乏正向育兒思想

中國文化大體是以儒家思想為中心，不僅儒家典籍中，少論及幼兒教育，兩千年來的傳統論述也極少發現有關兒童教育的論述，韋政通先生在《中國文化與現代生活》中提及南宋理學家朱熹在兒童教養上的論述：

> 除孔、孟之外，在宋以後教育思想上，最具權威人物是朱熹。他為了推廣孔、孟的教育思想……，特別寫了〈童蒙須知〉一文。他教導兒童，對父兄長上講話要「低聲下氣」，遇到他們有所「教督」時，當「低首聽受，不可妄大議論」，遇到長輩有所責難，或是他們犯了過錯，作晚輩的「不可便自分解，應姑且隱默」。他

也教導兒童，走路要端正，不可疾走跳踹，可是一旦父母長上有所召喚，為了表示恭順，「當疾走而前，不可舒緩」。

缺乏正向育兒思想的另一證據是，台灣民間普遍流傳著（相信中國大陸也相似）不可思議的育嬰習慣，許多剛生產完的年輕媽媽，會聽到長輩傳授的育嬰經驗：嬰兒因索抱而哭時，不必急著去抱，過陣子就不會哭了，否則會讓他們養成渴望被抱的依賴習慣。嬰兒生理上餓了，照顧者會定時餵奶，否則會營養不良，嬰兒在陪伴與擁抱需求中，未滿足心理需求，心理上的營養不良，就是日後罹患因分離焦慮引起的邊緣人格。我的邊緣人格個案，幾乎每位都渴望依附對象的擁抱與大量陪伴，原因與這荒謬的育嬰文化有相當關係。

我的未婚邊緣人格個案中，多數仍與父母同住，他們的心理困擾，除因邊緣人格所引發的感情困擾外，與父或母（邊緣人格個案的父或母通常有相似特質）的感情糾葛與矛盾情節，經常是諮商的主題之一，他們直到諮商後才發現與父母仍有依附關係的臍帶仍未剪斷，感情上無法脫離家庭而獨立，理智上卻極欲搬離從小未感受太多溫暖與尊重的家庭。這其中仍摻雜著文化中父母如希望孩子留在家中，為人子女的搬離代表對年老父母的棄置不顧與不孝，不僅無法讓父母諒解，甚至受到宗族鄰里的指摘。我經常與個案討論，在對父母的孝順與該先對自我的心理健康、幸福與快樂負責中，到底孰輕孰重，在釐清無條件絕對孝順與有條件相對孝順中，答案應能呼之欲出。

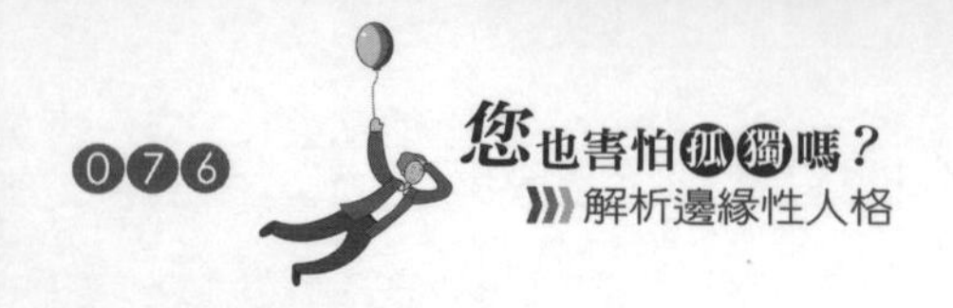

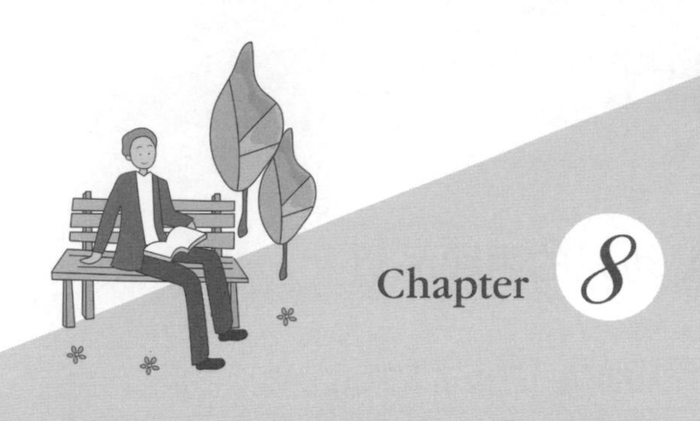

Chapter 8

罹患邊緣性人格的五大因素

形成邊緣人格的五大關鍵因素：

1. 0 至 3 歲嬰幼兒的照顧品質。
2. 3 至 12 歲孤單的童年經驗。
3. 童年的分離創傷經驗。
4. 家庭的不良氣氛。
5. 父或母為邊緣人格者。

心理諮商的重要成功要件是，心理師應能讓個案通曉所罹症狀的主因，就邊緣人格而言，多數人清楚人的心理困擾通常源自父母、家庭、性格或童年經驗等，然而當進一步探討什麼樣的父母或家庭可能造成心理的創傷？相信很多人並不清楚，本章將為您解釋邊緣人格的五大罹患因素，從了解中，我們將因此知道病灶，不再視患者為無藥可救；就案主本身而言，將更能在自我了解與分析中，走出邊緣人格的心魔。

0 至 3 歲嬰幼兒的照顧品質

佛洛依德是最早提及嬰幼兒照顧重要性的心理學大師之一，後來蓬勃發展的客體關係就以嬰兒 3 歲前的身心發展作為理論主軸，最後形成幼兒發展理論的主要學派，克萊茵是引領客體關係進入幼兒發展的先驅，她深入嬰兒心靈，探究人類稚幼靈魂的奧祕，部分論述縱使虛玄得令人窒息，至少引領了日後客體關係大師們持續朝艱深奧祕的幼兒身心發展前進。

直到馬勒利用科學方法，大量實測觀察研究，終於提出令人信服的分離一個體化理論，自此人們終於了解嬰兒在五、六個月時就能覺知自我為獨立個體，漸與母親分離化後，那人類孤獨的靈魂就需要被撫慰與依附，直到 3 歲後才能真正脫離依附關係，否則就可能產生分離焦慮，長大後形成邊緣人格。

當大家將焦點關注在分離一個體化理論時，同一時間，鮑比與安斯渥斯也正展開依附理論的研究，我認同鮑比說的那句話：「要想了解嬰幼兒的真正問題，應從他們與照顧者的真實互動做觀察，而非僅探究其心理運作機制」，當很多人也認同這樣的看法後，安斯渥斯提出強而有力的實測研究，提醒天下父母，負面的照護方式會帶來輕重不等的負向依附反應，甚至可能導致往後的性格偏差，終於有很多父母開始正視孩子出生後的照護問題。在這之前，大家都以為幼兒暫時離開媽媽後的焦躁，是人的過渡情緒反應，不足以大驚小怪！殊不知，如此經常且持續分離所造成的內在焦慮會導致孩子因潛入性創傷而終生受害。

現代社會雙薪家庭日益普遍，過去農業社會母親通常在家照

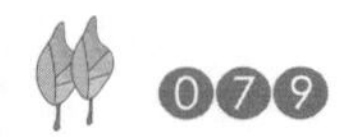

顧嬰幼兒，如今能享有母親在家陪伴的嬰兒已愈來愈少，這凸顯兩個問題：

1. 現代社會與感情問題相關的憂鬱症及邊緣性人格的大幅增加，與當今孩子無法在幼兒期與母親維持正常的母嬰關係為正相關，這種母嬰關係如同樹根幼苗該有健全的陽光、空氣、水一般重要。
2. 現代社會在接觸無止境的物質享樂後，忽略了許多不能捨棄的精神基本價值，孩子出生後由母親撫育就是人不能放棄的基本價值，然而很多人為了更好的經濟生活，寧可將自己生的嬰兒託人帶，許多事為了方便可能花錢委託，但養育孩子乃人生大事，非不得已，最好勿假他人之手。

單就 2012 年 12 月的媒體報導中，就發生了兩件有關保母虐童事件：

> 23 日媒體報導：北市 2 歲王小妹顱內出血，住院一週仍昏迷，聽到母親呼喚仍不自覺流淚，母親指控保母照料疏失。母親是以每週三天，每天二十四小時，日收 1000 元請該保母照顧……。

此虐童事件透露，母親以日薪 1000 元二十四小時，低於一般行情託人照料，難免將孩子置於危險境地。托嬰是典型的商業交易，所謂一分錢一分貨的現實中，將孩子幸福置入商業行為中試煉，人性通常無法通過此殘酷考驗。此外，將自己孩子二十四小時日以繼夜的託人帶，除了讓孩子處於分離焦慮的痛苦外，也可能混淆其該依附保母或母親的困擾。

五天後，28 日：新北市 3 歲張姓女童因父母離異，母親半年前出家，將她託予李姓婦人照顧。不料李婦三個月前懷疑先生外遇，出現躁鬱症傾向（按：可能為重度邊緣人格），動輒以衣架等器具虐打女童，前天深夜發現女童斷氣，請丈夫報警仍不治，女童傷痕累累，加上營養不良如非洲難民，死狀不忍卒睹。

此則新聞是母親出家後，以 12,000 元月薪請人「代管」，再度透露人性在商業化後的殘酷事實，今後社福單位不僅該介入類似案例，也該就低收入戶的保母費加以補充。據事後報導，該年 11、12 月發生的六起保母虐童案，造成兩死、四重傷，其中有五案為二十四小時託顧，顯示全天照顧的危險性，政府社福單位應加強對全天託育單位不定時察核，同時提出相關配套社福，讓陷於經濟困窘的母親無後顧之憂。

一個月又五天後，2013 年 2 月 2 日於新竹發生了更駭人聽聞的保母帶了五名嬰兒，卻在一天內有兩嬰各因頭纏滑鼠線及溢奶死亡案件，這名保母兩度離婚，自己育有三子，次子在警局自爆吸 K 他命。

這名注重行銷的保母，於網路貼上育兒圖片並分享育嬰經驗，吸引消費者前來托嬰。她接受全日託，事發後有受託嬰兒帶回後經常昏睡，父母懷疑可能被灌食安眠藥。

每一社會通常存在兩類極端者，一種是經常作奸犯科，不遵守社會規範，長年被關在監獄的重大罪犯；另一種是患有嚴重精神疾病，像精神分裂、躁鬱等，無法正常工作，長年被留置於精神療養院的精障患者，這兩類人都該為「陌生情境」實測中呈現與親人不安全依附解組—紊亂的一小群最需要我們關懷、一輩子躲在角落苟延殘喘的同胞，他們可能在嬰幼兒期被虐，經歷嚴酷的心理創傷，整個社會都該盡一切努力阻止孩子被虐、被父母冷落等喪失人性的幼兒教育。人的冷血，通常來自缺乏溫暖的幼兒教育。

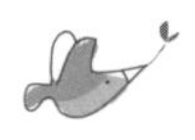

3至12歲孤單的童年經驗

就馬勒分離—個體化理論，3歲以上為客體恆常時期，已能充分展現獨立心智，雖然已有幼稚園同學、鄰居小朋友同玩耍、陪伴，但很多現代都會型小朋友通常放學後會到安親班做功課，安親班性質等同補習班，家長只希望孩子將功課做好，老師負責好課業，至於親情的陪伴、童年期的玩耍通常被犧牲，現代孩子的快樂童年已不復過往，或在鄉村能盡情的與鄰居孩子玩樂。

仍有一群經濟條件較差的孩子父母忙於工作，無法提供孩子到安親班（至少有同學、老師陪著），他們小學三年級以前中午回到家後，家中如空無一人，像鑰匙兒童般，每天孤零零的待在家中看電視、玩電玩，等待父母下班回家，這樣的孩子也會因長久面臨孤單生活，長大後較無法忍受孤獨，邊緣人格者的特質之一為希望伴侶多陪在身旁，若未如願就引起不快，造成衝突，潛在原因之一就是童年期獨來獨往經驗所造成。

來看一段我的個案之一，對孤單童年的敘述：

從小學開始，因為父母做生意的關係，早上起床父母還在睡，我睡了父母還沒休息。就這樣，日復一日年

復一年，很少有機會與父母相處，總是起床後自己坐公車到爺爺奶奶家吃早餐，然後上學；放學了也是在爺爺奶奶家吃完晚飯後再坐公車回家；回到家父母還在忙，所以一切自理；而與爺爺奶奶的相處也僅吃早晚餐時的相處。

另一位個案：

幼時和哥哥由南部爺爺奶奶帶，這段期間，爸媽會到南部看我們，但因為鄰居說他們回來就是要把我們帶離爺爺奶奶，所以我和哥哥在他們來時，都躲得遠遠的，直到哥哥要讀幼稚園才被接回台北。

成長的過程父母皆忙於工作，加上媽媽覺得外面很危險，所以我的童年經常與電視為伴。父親不善表達又不太管我們，母親管教的方式嚴厲且不苟言笑，加上從小被訓練成一個獨立的女生，所以跟他們關係一直很疏離，一直不快樂，上學也沒辦法交到好朋友。

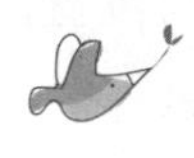

童年的分離創傷經驗

孩子 10 歲前，未達成熟心智能力的另一現象顯示，任何形式的分離，都將烙印在心中不易平復，小從父母以隔離手段懲罰，大至經歷重要親人的離世，都將留下輕重不等的分離焦慮創傷。

現代社會雙薪家庭形成後的負面影響，是孩子出生後就委由爺爺、奶奶或保母帶。對孩子而言，當依附關係形成後，阿嬤或保母該是他心目中的重要親人，然而這些心目中的至親一旦暫時離開或分離，都會啟動可能被遺棄的分離焦慮心魔，其結果可能形成永久創傷，我們先看我的一位個案和網友來信的敘述，另兩段則是媒體報導的社會悲劇。

有記憶以來，外婆家就是我家。與外婆同進出，同睡一張床，我就像外婆的影子般，生命繞著外婆轉。她出外打麻將總帶著我，我的玩伴就是自己。穿梭在外婆各個朋友的家就像是我的遊戲場。對外婆的依附使得我異常抗拒上幼稚園，曾因懼學要外婆在校陪讀半年才適應了環境。當時外婆是我的世界，我的唯一。為何沒與媽媽同住？媽的兩難我懂。身為職業婦女，不得不將我託給外婆照顧，這是她當時最放心的決定。快上大班時我才回到自己家，開始適應與爸媽生活。起初每回到外婆家我總是淚眼婆娑，小小的我似乎有訴不盡的委屈要說給外婆聽，與她分開時又難捨到似乎不會再見一般。

來看看一位網友給我的信：

我剛出生時是我奶媽帶大，所以長住他們家，當時我的想法是，那才是我的家，我好愛他們，為什麼那個陌生人（我媽），總要接我回家。某天她要從奶媽家接我回家，我說我不要，當時想防衛自己，因為她想把我帶走，我就拿雞毛撣子很氣憤的打我媽，我討厭她，於是她就打我，很不想回憶這段記憶。隔天母親幫我擦藥，但我很不屑。

接著我們看看分別發生在2012年3月及4月，高雄的案例：

4歲常姓女童因母親帶哥哥出門買東西，父親急著回部隊，為等父母回家，站在九樓陽台俯視，不小心穿過15公分寬鐵欄杆間縫墜樓死亡。常父出門不到十分鐘，鄰居聽到巨大聲響，發現女童倒臥人行道後立刻報警，母親稍後回家目睹全身是血的女兒，當場放聲大哭。

2歲莊姓男童半夜醒來，不知媽媽出門看病，穿著尿布出門一路哭一路找，在離家五十多公尺外迷路。「尿布寶寶」穿短袖上衣、下半身僅包尿布，14日凌晨一時許，在漢民路、二苓路口哭泣。一名男子發現，問莊童「爸在哪裡？」問不出男童「是誰家的？」他只會搖頭、點頭，男子騎機車載莊童到漢民路派出所向警報案。警方據報忙了一小時，只好帶回派出所噓尿、餵糖果，幾個大漢手忙腳亂，稍後，男童母親慌張趕到，喜極而泣。莊母說，丈夫上大夜班，她半夜身體不適，看兒子睡著，未告知熟睡中的婆婆，就出門就醫，沒想到兒子醒來，自己開透天厝大門跑出來。

2013年又看到此不幸的新聞：

真的是太粗心！26日耶誕節剛過，新北市汐止區又發生一起4歲女童墜樓慘死意外，而導致這起意外的主因，居然是「全家人都不在，獨留女童一人」；女童睡醒找不到家人後，跑至陽台探尋，不慎從10樓住處墜落社區中庭，當場頭顱變形慘死。

這起女童墜樓案也是北台灣12月以來所發生第四起幼童墜樓死亡案例，顯見兒童防墜及家人看顧兒童防治不足。而目前全案仍在偵辦中，警方透露，未來檢方若認定家人有疏忽照料之處，可能因此違反兒少法，有可能被依過失致死罪嫌移送。

新聞背後，透露許多台灣父母無知於孩子獨處當下，將如同失神、中魔般的找依附對象，否則將在遺棄恐懼中被大野狼吞噬，最後促成無法挽回的一連串「台灣式」悲劇，台灣司法單位早就該如外國警方將這些不負責任的父母繩之以法，以儆效尤。

依附關係理論大師鮑比曾言：「嬰幼兒出生後被保護的本能需求是人類維護自我生存機制的反應」，一旦發現自我陷入未被保護的安全機制中，就極盡所能脫離危險，這種行為可比擬非洲草原上，出生僅幾週的幼鹿，發現有侵害牠的動物追趕，會死命的逃脫危險。以上三則新聞顯示，孩子在無人陪伴下的本能反應，即便冒著生命危險也要死命脫離險境，然而在歷經重大分離焦慮所帶來的內在創傷已因此潛藏，第二則新聞中的2歲弟弟即使尋回失蹤的母親，但那短短與依附者分離的片刻已深鑄心中。

家庭的不良氣氛

有兩大指標能具體呈現家庭氣氛之良莠與否：一、家庭是否有足夠的溝通互動時間，及有充裕的共同休閒、歡樂的時光？二、夫妻感情是否和諧，是否經常吵架或冷漠以待？良好的家庭氣氛，讓即便經歷不佳的嬰幼兒或孤獨童年經驗的孩子，都能補足內心所受的傷害，然而現代家庭的成員因工作或未意識到正常家庭該有些基本互動，例如晚餐是家庭難得聚首互動的機會，您與家人每週有幾天在家一起吃晚餐呢？或即使在家用餐，是坐在一起說笑聊天，或大家看著電視，成員前後時間不一的用餐呢？

夫妻感情不睦這項指標，影響了孩子在家正向的情感互動，許多邊緣人格個案告訴我，從小身處父母經常吵架，或冷漠以待的家庭氣氛中，這樣的孩子不易從家庭獲致溫暖，無法從父母惡化關係中習得人際關係的互動技巧，這種家庭氣氛，是培養出邊緣人格的情緒極端、孤獨、自傷的溫床。

我有位個案在臉書中談到她幼時放學回到家的情景：

我出生在父親拾荒、母親小兒麻痺的家庭；父親大男人主義性格，而母親總是活在自怨自艾中，當初因身體殘缺，透過媒妁之言嫁給退伍軍人的父親，父母年齡相差 26 歲，除觀念代溝外，父親是一個沒有安全感的人，常懷疑母親會出軌或擔憂自己死後母親會改嫁，家裡爭執不斷，不得片刻安寧。

在家暴環境中，每天放學回家總在門口佇足，心想：

可以不要進去嗎？因此長大之後急欲結婚，只為離開原生家庭；就像公主等待王子救贖，只要能帶我離開那個傷心地，去哪裡都好。

現在一個人住，沉澱了許多，原來我希望自己能建立一個健全的家庭，彌補自己失落的童年，重新把自己好好的疼一遍。

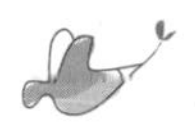

父或母為邊緣人格者

邊緣人格的最大內在特質是害怕寂寞、無法獨處，因此任何能解決此心靈空虛的重要親人都可能被鎖定為依附對象，情人是被鎖定的當然人選，子女也經常會被有邊緣人格特質的父母鎖定，一旦被鎖定，會極盡所能的對依附對象付出無限的愛，但要求子女該遵照指示，並強調這一切的安排都是為他們好。然而，較具獨立性的子女有自己的想法，想安排自己的未來，如此抗拒作為，對這些父母而言，是企圖展翅高飛、脫離掌控，親子衝突就常在這樣的背景中產生。

從事邊緣人格的專業諮商以來，初始未特別注意個案父母是否也有類似邊緣人格傾向，當特別注意此問題後，發現約有八成以上個案的父或母，甚至父母皆為邊緣人格高度傾向者（診斷須當事人面談與測驗後才能成立），當這些個案談到父母性格的強勢、急躁、操控、嘮叨、壓抑、極端、情緒化、怕孤單等典型邊緣人格父母性格後，才發現此人格也有其世代延續性的影響。

重度邊緣人格者的父母通常長年激烈爭吵，甚至家暴，個案

在極端混亂的家庭成長，不僅無法感受家庭溫暖，心理所受創傷會帶來各種嚴重的心理問題，憂鬱症、邊緣人格就是最可能發生的症狀，而酗酒、嗑藥、自殺、自殘等嚴重性情緒失控也通常在此生長環境中孕育。

至於中度邊緣人格者的父母樣態則通常是父母其中之一明顯強勢，以情緒化方式操控著子女情感，讓孩子感到無比壓力，孩子所感受的壓力或怨氣，無法因自己受害而警惕自己將來對待自己孩子應有所改變，通常會在學習與情緒遞延下，持續以這樣的教育態度對待子女。

我們看一段知名作家三毛在《送你一匹馬》一書，對父親的描述：

> 我一直很怕你，怕你下班時看我一眼後，那口必然的嘆氣。也因為當年是那麼的怕，怕聽到你回來的聲音，我便老鼠似的竄到睡房去，再也不敢出來，那些年吃飯是媽媽托盤端進來給我單獨吃的，因為我不敢面對你。
>
> 強迫我讀古文觀止、唐詩宋詞和英文小說是逃不掉的，也被你強迫彈鋼琴，你再累也坐一旁打拍子，我怕你，一面彈一面掉眼淚，最後又是一聲嘆氣，父女經常如此不歡而散。爸爸，你一生沒有打過我，可是小時候你的忍耐就像一層洗也洗不掉的陰影浸在我皮膚裡，天天告訴我——你這個讓父親傷心透頂的孩子，你是有罪的！你最愛我，也最恨我，我們間一生的衝突，一次又一次的深深傷害彼此，不懂得保護，更不肯各自退讓。
>
> 我不敢反問你，對於你自己的人生，你滿意嗎？你

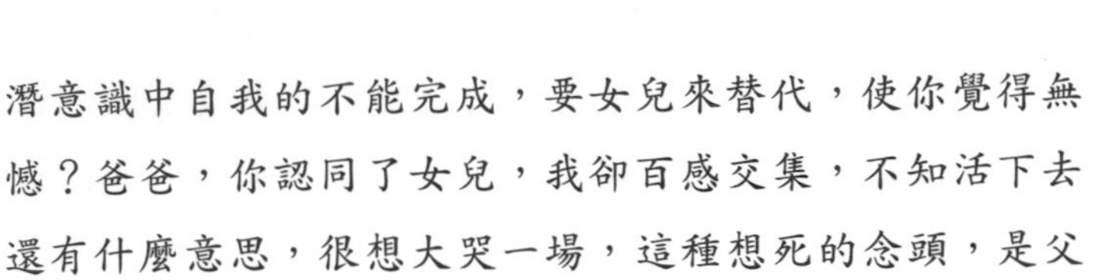

潛意識中自我的不能完成，要女兒來替代，使你覺得無憾？爸爸，你認同了女兒，我卻百感交集，不知活下去還有什麼意思，很想大哭一場，這種想死的念頭，是父女境界的一種完成，是死也瞑目的悲喜，你終於說：女兒也可以成為你的驕傲。我不會迎合你，這就是我，你早已明白，正如你明白自己一模一樣。

三毛分析得好，父親強勢的操控是企圖滿足自我未完成的夢想，這是很多父母說不出的潛意識企圖，卻讓許多子女背負無限的壓力，或犧牲自我，或完成父母夢想，或嚴厲抗拒，造成親子、家庭失和，甚至在矛盾與拉扯中形成不可磨滅的心理創傷。三毛最後得知父親終於認同後，像似打了一場沒有輸贏的心靈爛仗，戲謔似的脫口而出，不知活下去的真正意義，這不盡然是她後來自縊的主因，但生命中與父親的如此隔閡，卻是心靈的巨大陰霾。

我在臉書「閱讀」網站中，看到一篇轉載（老外看華人），題為「華人並不愛家！？」太值得我們深思了！

我們總以為我們中國人是世界上最有家庭觀念的種族之一，並且深深地為之自豪，然而在老外的眼中，卻未必如此。

有次我和我歐洲的朋友談起了中國人和澳洲人對家庭的重視。沒想到，那幾位歐洲朋友說：「你別生氣，其實，我們覺得你們中國人並不愛家，並不像你們自己說的這麼注重家庭。你們更愛金錢！」我愕然。

於是，我記下了這些真誠的對話：「無論在歐洲還是在中國當地，你們中國人的確很勤奮，中國人在海外也能比當地人積蓄更多的錢財。但我不認為這是你們中國人有經商的天賦，而是你們比我們更節儉、更能省，是透過降低生活標準來完成的金錢積累。你們平時很少上酒吧，週末也很少度假，甚至週末或假期都不休息。衣服都是從中國買了帶過去，因為那裡更便宜，我甚至看到有上海學生帶了很多碗過去。」

「你們會沒日沒夜的工作，把孩子都交給老人照管，除了關心孩子的學習成績外，你們忙得很少和孩子一起玩。耶誕節你們甚至都不休息，而在海外春節是沒有假期的，聖誕節不帶著孩子去海灘，因為你們會覺得這個時候的機票、賓館都貴，不如趁這個時候做點生意賺更多的錢，等淡季了再出門。」

「所以，你們華人的孩子儘管學業上很優秀，但他們總是覺得自己很另類，覺得和當地人比起來，父母更關心的是家庭的金錢收入、關心的是他們的學習分數，而不是他們的快樂。」

「是的，我知道你要說什麼，你們中國人愛說這是為了孩子，為了下一代多掙些錢，但每一代都說自己賺錢是為了下一代，那麼究竟哪一代會真正地使用這筆錢呢？」

「生命是那麼短暫，你們藉口為了家庭的未來，而在現在就犧牲了家庭，我不知道這個帳是怎麼算過來的，怎麼還能體現你們自己很自豪的家庭觀念。你們為了工作，可以忍受長時間的夫妻分離，要在我們眼中，夫妻不在一起三個月以上，基本上就該考慮辦離婚了。所以我們被派到海外來，就一定是全家一起來，我的妻子、孩子都搬到上海來。他們要是不願意來，我就不可能接受這項工作，家庭比工作更重要呀。我在中國聽說過你們的上一輩人，甚至有夫妻幾十年都分在兩個地方的，到了退休的時候才能生活在一起。這太殘酷了。難道你們就不會為了家庭放棄工作嗎？工作也還可以再找呀！」

「我的中國公司裡有很優秀的人才，但因為不是上海本地人，家庭在另外一個城市，每個月甚至每兩個月才能相聚一次，為什麼其中的一方就不能放棄工作呢？我知道有很多在城市裡工作的農民，他們甚至只能一年回家一次，都說是為了家庭在掙錢，可這樣的錢再多，又有什麼意義呢？」

「在歐洲，你們中國人基本上都比當地人有錢，但沒有人羨慕你們的生活，我認為你們就是金錢的機器，但你們為自己的賺錢愛好塗上了一層家庭的色彩。」

這篇文章很有道理，把中國現在家庭描述沒有愛，沒有性生活樂趣。我們大家好好靜一下，除了錢我們還有什麼？所以離婚率居高不下、夫妻分居兩地、孩子讓老人管等等。這些是我們所需要的嗎？

看完此文後，我的留言是：

看完此文章後，深表同感，我的專業是憂鬱症與邊緣人格諮商，個案多半來自問題家庭，最大問題之一，如文內所言，童年時，父母為了家計拼命工作，假日甚少全家出遊，平日甚少一起用餐聊天，卻經常宣揚重視家庭言論，其實是重物質輕精神的教育心態，這樣的家庭氛圍，孩子無從習得用心親子互動，父母年邁後也習得用錢打發，要子女多回家陪伴、多打電話關照、多說些內心話，對他們而言都很困難，為什麼？因為父母從小所教。

我的一位邊緣人格案主在臉書的封閉團體中寫道：

我老公他媽媽早上哭著跟我說她兒子：

1. 都不接她電話也不回簡訊（我媽也這樣說我）。
2. 其實只要寫簡訊給她、她就會很開心了。
3. 她現在一個人住很孤單（我媽現在也一個人住，但她有五個小孩，我是獨生女）。
4. 她一直身體不好，哪一天死了都沒人知道（這種死阿活阿我實在是聽膩了，那年代當媽的大概只有這種台詞）。
5. 說我們很久沒回去了（我也幾年沒回我媽家，基本上她兒子自己不想回去的）。
6. 她說生他很辛苦（我媽也常說）。
7. 她現在非常傷心非常難過（我是不清楚我媽是否傷心難過）。
8. 她說媽媽沒有就沒有了（我媽也說過類似的話，下輩子不要再當母女了之類）。

她一直在電話那頭哭……。

我說：你不要哭、你哭我也很想哭了！

這種發生在我身上同樣的戲碼又再次上演，只是這次換我當配角。

我今天整天一直強忍淚水。一時也聯絡不到我老公把情緒垃圾倒還給他，晚上受不了就跑去廁所掉淚。哭完還要回座位繼續工作，今天完全是失憶狀態。

其實有股衝動很想衝去南部看一下婆婆，但那又算什麼？我不也是這樣對我自己的媽媽（我婆婆還有三個女兒和一個在屏東的兒子）、我怎麼沒有衝動想回台北看媽媽？其實我並不是冷漠的人啊！……人生就這麼繞圈圈，繞也繞不出去。這樣的重播，真的很討厭。自己演不夠還要別人演給我看，就是要叫我懊悔內疚痛苦的意思！

父母生兒育女所期盼，無非子女孝順，然而近年西方出現不事生產的尼特族，台灣則有賴在家中的啃老族。其實相較下，華人在傳統儒家孝道薰陶下，對父母的情感既深且重，為何我們的孩子長大後不如期待呢？我願在此提出改善方案：父母如能每週至少陪子女吃三天晚餐，假日至少出遊半天營造家庭氣氛，且讓子女享有快樂的童年經驗，建立良好的親子互動後，父母老邁時，孩子自然會傳承過往經驗孝順父母。

Part 3 如何改善邊緣性人格

幸福婚姻不在於你們多合得來，而在於如何處理彼此的合不來。

～托爾斯泰（Лев Николаевич Толстой）

Chapter 9

當親友出現邊緣性人格問題，我們該怎麼辦？

本書第一篇引導您認識令人難以了解的邊緣人格，第二篇解釋我們為何出現邊緣人格困擾，這第三篇就希望您或伴侶能改善這難纏的心理困擾。如果您看完前面兩篇，心中是否有這念頭？周遭的親朋好友也有這樣的問題，只是輕重不等罷了，是的，我們很難評估此症個案到底有多少人，尤其我認為中度的邊緣人格個案要比我們想像多許多，因此本篇將指導您克服此症的困擾，且從生命初始提醒您如何從教育，改善夫妻關係等方法，避免子女形成邊緣人格。

我們在第 2 章曾詳述邊緣人格的九大診斷標準，它代表邊緣人格者的普遍心理及行為反應，除了解其內容外，也該知道如何面對周遭的邊緣人格親友，以下是提供您的解決之道。

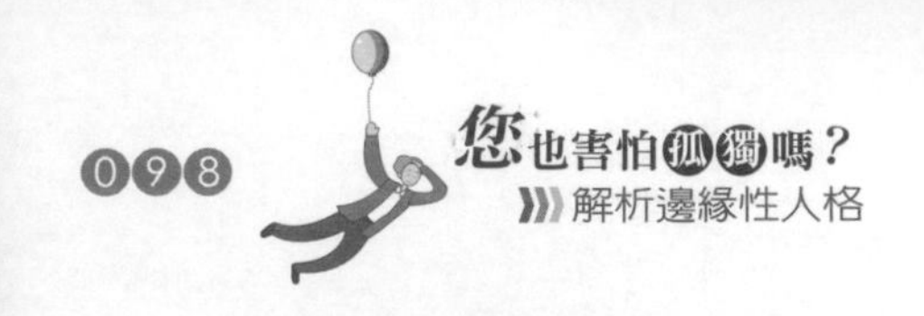

無法忍受被人拋棄，一旦發生，會有激烈反應

當伴侶反應激烈時，我們該怎麼辦？

我們該了解激烈反應背後的因素為分離焦慮所致，此時不該跟著對方的情緒高漲而互嗆，也不用擔心進一步的溝通會帶來更多爭端而不說任何話，該清楚表達你了解他分離焦慮的感受（同理表達），下回會特別注意不致再犯、惹他生氣（如果你並未犯錯就不需致歉，只需表達同理感受），如果當事人因此情緒好轉，不妨上前擁抱對方，激動的情緒會因你這樣的貼心舉動立即降溫（邊緣人格者幼時通常缺乏關愛，被擁抱就是被愛的典型象徵意義）。

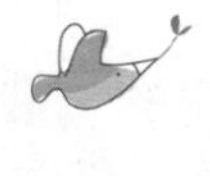

極端思考模式，黑白、對錯分明，易造成人際衝突

當伴侶極端思考，不理性溝通，我們該怎麼辦？

之前提到，邊緣人格者的黑白（沒有灰色地帶）、對錯分明（缺乏多元思考），多半來自被遺棄經驗所產生對人的不信任而投射在伴侶身上所致（潛意識擔心再被遺棄），如果我們能理解他們的不講理其實交雜著童年的被遺棄經驗，就盡量站在對方的立場，很有耐性的溝通，像好與壞、0 或 100 間定有中間地帶，

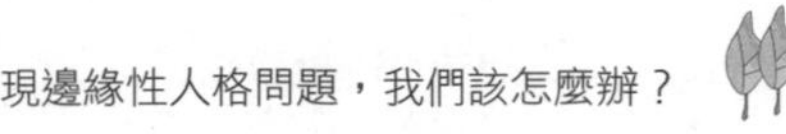

因為極端的思考會引發極端行為，過度貶低他人會有人際衝突，過度讚賞對方後的偶像崇拜也會對人產生幻滅，這都是邊緣人格者在人際關係上的潛在問題，我們的耐心解釋，會讓他們有所收穫與改善。

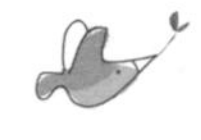

自我認同障礙，自信心低，因此影響人際關係

如何協助伴侶客觀判斷自我與環境的關係？

邊緣人格者的內在情緒長久處於擔心被遺棄的分離焦慮，混亂情緒會影響當事人判斷外在情勢，穩定的情感關係意謂重新回到母親懷抱，然而分離焦慮的情緒不僅無法維持穩定情感關係，甚至讓關係不斷惡化。

身為伴侶，您對邊緣人格的了解能增強同理當事人能力，不致像一般人覺得他們無理取鬧，也不會輕易放棄不易建立的情感關係，因此，閱讀書籍或至少從網路查閱相關資料都有助您對伴侶的理解，在維持穩定關係後，害怕分離的焦躁情緒會趨於平靜，接著自然能協助他們建立群我與對環境的判斷。

情緒低落時，會有自我傷害及放縱行為，像飆車、瘋狂購物

當事人自我傷害及做出失控行為時，我們該怎麼辦？

這些行為通常發生在伴侶提出分手或確定結束情感關係後，當事人的心理反應如同被母親再次遺棄般痛苦，割腕（女性）與以手重擊牆壁致傷（男性）為典型自傷反應，我們如事前就知道其原委，便不致太過驚嚇，也不需手足無措，其實許多當事人自己也處於失神、解離狀態，這是他們在痛苦難當時自我宣洩的方式之一。

如身處現場，勿以任何語言、行為刺激對方，尤其當下勿提出分手、離婚等，這可能造成更嚴重的情緒反應，如果沒有遭受立即危險的疑慮，勿輕易離開現場，因為邊緣人格者無法忍受不確定感，留在現場安撫對方情緒，直到心情平復是最佳處理方式，隔天該嚴肅、理性討論此失控事件，甚至提醒此事不得再次發生，以避免周而復始的面對同樣問題。

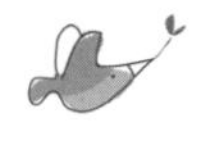

藉輕生、自殘，威脅他人不得結束情感關係

如遇到藉輕生、自殘，威脅不得結束情感關係的恐怖情人該怎麼辦？

這是有些女性的困擾與惡夢，首先提醒女性朋友，交往初期，在彼此認識不清就展開熱烈追求時就該小心，因為邊緣人格者亟待尋求被照顧感（依附關係）。交往後，開始要求你衣服不要穿著暴露，不要跟異性說話或有說有笑（多疑、吃醋），不多加陪伴、約會就情緒失控（分離焦慮），這些行為是邊緣人格者交往初期的徵兆，也該是考慮分手時機。

如果出現輕生、自殘等威脅行為後，就可考慮分手（有些夫妻終其一生打打鬧鬧，雙方可能皆為邊緣人格，無法結束依附關係），但請先參考上一項現場處理原則。我須再次強調，為了避免事態擴大，甚至鬧出人命，事發當時應保持冷靜，對方失控時，你也跟著失控或說出欲分手等刺激性語言就可能釀成悲劇。

先找到彼此信任，且溫和理性的親友出面協調分手事宜，或尋求雙方家長出面解決感情困擾也能讓對方降溫，如果對方放話要到公司、家中鬧，可先留下錄音等證據以便未來尋求司法保護，此證據也可適時出示對方以退卻騷擾，時間是另一項讓事件結束的重要因素，超過三個月以上的時間會讓對方卸下被遺棄與分離焦慮的痛苦，因此勿過度驚恐於此感情困境。

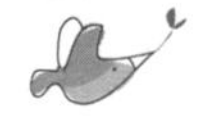

情緒失控時，憂鬱、焦慮情緒會持續數小時

當伴侶情緒失控，憂鬱焦慮時，我們該怎麼辦？

伴侶間平日就該做好避免衝突預防措施，我認為最佳方式之一是夫妻每天起床或上、下班時都該學西方式的擁抱或親吻，這雖非東方的禮儀習慣，但對邊緣人格者過往缺乏家庭、父母關懷而言，伴侶的擁抱對他們特別受用。我曾為一位重度邊緣人格個案諮商，由於她太過依附，操控情感的反應已達離婚邊緣，我先為先生解釋妻子為何過度依附，請他每日選定適當時間擁抱太太，一個禮拜後，這位個案說，這星期與先生的互動已大為改善。

當伴侶陷入分離焦慮的憂鬱，除了勿升高對立及一走了之外，最好上前多加安撫，鼓勵說出心中疑慮或不滿，如果確有改善空間，可承諾下回會改善，如果當事人多慮，可加以耐心解釋，邊緣人格者內心藏著許多不安，您的耐心應對，能漸次降低此不安感。

害怕孤單，經常有空虛感

當伴侶陷入孤單、空虛，我們該怎麼辦？

既然我們已知道他們害怕孤單的背後因素是來自嬰幼兒期缺乏關懷所致，這代表孤獨背後並非人類心靈的天生缺憾，如果當初母親未滿足此本能需求，我們自己找到孤獨原委後，是否能自我補償？當然可以！許多邊緣人格者一生被分離焦慮所困，為了尋求從未滿足的依附關係，尋尋覓覓、跌跌撞撞的為情所困，培養個人興趣嗜好、學習獨處、維繫人際關係等，這些避免孤單的人生課題，邊緣人格者通常付之闕如。

對邊緣人格者而言，伴侶隨侍在側就是他們唯一嗜好，這凸顯與說明個體缺乏獨立自主，在沒有伴侶陪伴下，出現無法獨處的困境，因此鼓勵培養興趣嗜好、學習獨處，維繫人際關係等，就應當為當事人該修煉的工夫。

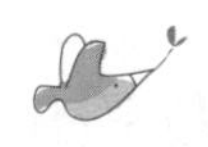

不合時宜的爆發憤怒情緒，或對憤怒難以控制

當事人爆發憤怒情緒，且難以控制，我們該怎麼辦？

如果我們該忍該勸，該了解、同理、協助等，所有方法都用盡，自己也因日復一日忍讓，情緒已達憂鬱、痛苦境地後忍無可忍，請記得不能善待自己者，也無法善待他人的原則，當忍讓不能改變，甚至讓對方變本加厲的予取予求後，該為自己設下界線，明白告知當事人今後什麼事不能越界，如超過極限，將採取何種回應，一旦立下界線（最後通牒），就該徹底執行，否則情勢將持續惡化，最後可能兩敗俱傷。有關如何設定界線的詳細溝通原則，請參閱本書第 13 章「治療邊緣性人格者的建議」。

如果設下的界線一再被破壞，最後仍有兩項解決之道，請尋求心理諮商專業協助，如果諮商療程結束，伴侶情況好轉，表示情感仍能維持；反之，伴侶的狀況改善不多，就該為自己的幸福作最後抉擇。

在瞬變中，出現與壓力有關的妄想及嚴重解離現象

當事人出現自我壓抑，導致壓抑後的情緒更加爆發，我們該怎麼辦？

壓抑型的邊緣人格者平日不像外放型者動輒情緒失控，但他們在長期抑鬱、忍無可忍之際所爆發的情緒可能更為嚴重，女性會不自覺的溢淚；男性在盛怒下捶牆，都是壓抑情緒後的反應。

讓當事人說出心事是最佳的抗壓抑方式，找到能關懷且能了解他們的親朋好友聊聊，然而非專業人士通常無法引導慣於壓抑者紓解，尋求心理諮商該是妥切作法；外出運動也能平衡心理壓力，讓負面情緒適時抒發。

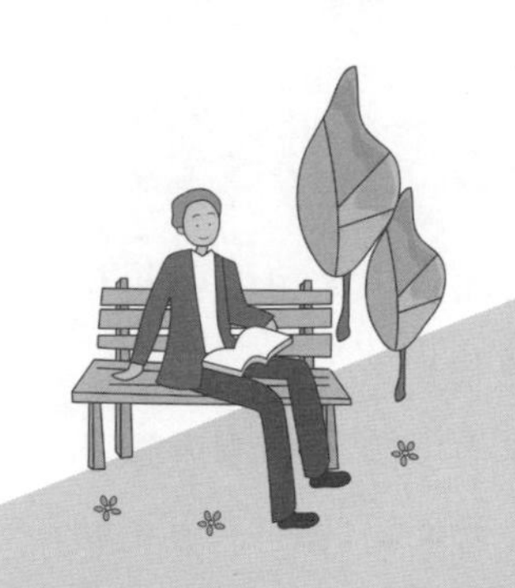

Chapter 10

各生命階段的提醒

看完前二篇後，您應能認知邊緣性人格的形成是由嬰兒階段便潛移默化的影響著人的心理，我們該如何照顧，並教育子女，以下是我的建議。

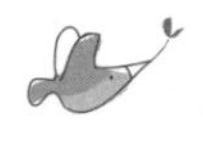

0至3歲幼兒期：邊緣人格的根源期

您看完第二篇「為何罹患邊緣性人格」後，該發現過去許多育嬰的概念是須調整的，很多人認為 3 歲前的孩子無法清楚記憶，怎可能感受他人照顧的好與壞？我們姑且不論心理學家們所提，各理論已證明嬰兒能感受父母所帶來的溫暖，單就現實而言，嬰幼兒與外界溝通的唯一模式是哭，肚子餓了、身體不適，甚至心情不佳都會以哭鬧提醒照顧者該處理他的問題了，然而如果哭了好一陣子都沒有人來餵他、哄他、處理他的困境，有經驗的母親該知道嬰兒經常需要照顧者的擁抱與陪伴，不能滿足此心理需求，嬰兒可能哭得特別大聲；持續忽略此需求，可能哭得格外淒厲，直到孩子感知哭得再慘也沒人理他為止。

西方國家直至幾十年前才出現心理學理論根據，提醒大眾不能再像過往輕忽嬰幼兒成長期的心理需求，否則這些孩子會一輩子因內在需求不足而引發心理創傷，這些創傷會造成各種日後心理疾病，華人社會至今在育兒習慣與思考上似乎仍落後西方先進國家，以台灣為例，父母為了保有工作，維持家庭經濟與開銷，許多嬰兒並非由母親親自照顧，且育嬰文化中，老一輩長者甚至提醒照顧者不需於嬰兒想被抱時滿足需求，以避免他們養成過度依附的習慣，如此冷漠、怠惰的育嬰文化竟仍存於我們的社會中。

相對而言，歐美在育兒津貼的補助，鼓勵父母在家帶孩子，在法律的制定上，有著完善的兒童福利措施，像是不得將孩子單獨留在家中。母親如懷胎十月後，與嬰兒已建立了深厚的骨肉連結，這樣的天生情結，自然能讓孩子在較佳的母愛下得到心靈的完善撫慰，我的女兒於 1999 年出生，當時我剛離開學校輔導老師職位，欲成立心理諮商室，在經濟不十分寬裕下，仍決定由妻子在家親自帶小孩，直到孩子 3 歲妻子才外出工作，這是對孩子值得的投資，她的心靈會因此受到周全保護，我希望她將來有穩定的情緒、有自我陪伴能力、不怕孤單、能溫和理性處理感情問題，不致有極端的行為與思考。

阿公、阿嬤雖是親人，但心態上是協助子女照顧，他們通常有自己的退休生活，無法全心做好此工作。對孩子而言，當脫離與他們的依附關係，將可能是另一種分離焦慮的傷害。至於保母，少有人期待保母該如親人般照顧孩子，被委託帶孩子純為商業行為，只要餵飽、保護好孩子不受傷，就是他們的職責所在。

我們試想，當孩子需要抱抱時，有多少保母能充分滿足此需求？此階段的嬰幼兒最渴望被抱，當孩子經常孤寂的躺在床上企盼被抱，愛的需求一再被拒，心理創傷就會形成，對人的不信任感一旦建立，日後害怕孤單、極端性格、情緒不佳與失控的邊緣人格便在此創傷後開始醞釀。儘管如此，我仍遇過不少專業又有愛心的保母，如果能慎選保母，孩子可能因此避免照顧不周所帶來的心靈傷害。

請慎選保母

1. 父母決定由保母帶的主因通常是經濟因素，請先三思是否真的要犧牲孩子未來的心理健康。
2. 如果已決定聘請保母，請事前多做功課，確定是否領有執照，最好由社區保母系統找合格保母。
3. 育嬰環境應明亮、溫馨，並先查看家庭成員。如該保母已照料兩位以上嬰兒，該找更能全心照料者。
4. 如果發現孩子在情緒或身體外觀上有任何異狀，請立即關切或更換保母，並不定時到其家中查看狀況。
5. 勿將孩子託人二十四小時照顧，僅週六、日帶回。孩子極可能身心受創，是否考慮待有能力照顧孩子時再生？

0 至 3 歲幼兒期是心靈健康的根基期，我們該特別注意兩件事：一、初來乍到這世界，嬰兒對一切都陌生且好奇，他們會東摸西碰，搗毀原本整潔的環境，照顧者應盡量滿足其好奇心，允許孩子在過渡時期的調皮，勿企圖限制此身心發展，勿在此好動期阻止與外界的正常互動，否則自我設限、壓抑、悲觀等負面性格可能因此形成。二、如母親為情勢所迫，須委由他人照顧，就孩子對母親的正常依附需求而言，勿經常更換依附對象，孩子在不知誰是真正母親下，此時期愈少人建立依附關係愈能讓他們的情感依附穩定，否則混亂、不定的依附關係會影響日後情感正常發展。

勿以隔離手段處罰孩子

2、3 歲的孩子特別頑皮，尤其是男生，缺乏耐性的照顧者會以各種方式制止，有些家長會將孩子關在廁所或是鎖在門外，任憑孩子淒厲哭叫。成人最懼怕的懲罰方式之一是坐牢，為何懼怕？因為失去自由，對孩子而言，非僅失去自由，而是無法獨立的個體，須面對依附對象的遺棄（那些經常被迫躺在嬰兒床上缺乏足夠撫慰的嬰兒也有此感受），幼小心靈一旦被禁錮在密室中，孩子可能不敢再頑皮，可能對依附對象更加依附，甚至形成被虐式依附，有些照顧者可能並不認為將孩子隔離一陣子懲罰有何不妥，我認為這樣的懲處已達虐待層次，萬萬不應如此對待孩子。

另一類玩笑式懲罰為，當發現孩子在依附過程中特別在意自己從何而來，在自我認同仍模糊下，最怕自己是「從垃圾堆撿來」、「從別人家庭抱來」、「非母親生」，照顧者利用孩子的無知，隨興取悅的玩笑，可能讓孩子留在自我認同陰影中，留下抹之不去的陰霾，有些孩子長大後對分離特別敏感，特別需要他人的認同、伴侶的依附，這都可能是幼時父母不經意的錯誤教育所鑄成。

第三類常使用的懲罰方式為，對孩子說：「再不乖、不聽話，媽媽就把你送到孤兒院，叫警察帶走或不愛你了喔！」愛是照顧者與嬰幼兒間渾然天成的自然連結，當主宰愛的照顧者不斷宣示此自然連結為有條件的愛，是要乖、要聽話才被賦予或享有後，孩子可能壓抑自我，長大後易變得冷漠無情，甚至在照顧者有天期盼這些孩子該拿出愛來孝順父母時，他們的反應可能與當初父母所教如出一轍。

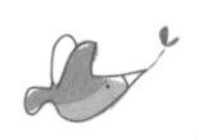

3至12歲童年期：邊緣人格的醞釀期

如果在國中階段，人的性格就大致底定，那麼3至12歲就該是我們性格養成的主要期，父母的性格、情緒、教育都將直接影響孩子，我從事心理諮商後發現，幾乎每位個案的性格有八成以上來自父親或母親。以邊緣人格為例，當與個案討論父親或母親的特質後，個案才開始明瞭，原來自己的性格其來有自，此時期的孩子不僅善於模仿，也正處於與父母的正常依附期，所謂正常依附端視孩子不同的成長階段，嬰幼兒在3歲前與父母的依附關係該是緊密不分的，3歲後就該漸次的放鬆此依附關係，直到青少年後，就應為了他們的獨立性而尊重其發展。

台灣兒童到底過得快樂與否？兒童福利聯盟在2012年調查全國二十二縣市國小四、五、六年級，近兩千位學童的「孩子個人、在家、在校的幸福感」。結果顯示：三成八的孩子曾在家被體罰，超過三成以上的孩子不易與父母傾訴煩惱，兩成七的幼童曾被單獨留置在家過夜，兩成九自認自己比不上他人，約一成三的孩子自認不快樂，且認為不存在這世界沒關係。另發現：有手足者的幸福感高於獨生子女，來自單親、隔代教養及貧窮家庭的分數皆較低。

兒盟陳育敏執行長分析：體罰、缺乏家人照料及親子溝通，會讓孩子覺得在校比在家快樂。此外，大人慣於比較，易使孩子缺乏自信，產生負向自我認同，她認為多鼓勵較能教出有自信的孩子。我特別注意到，竟有近三成的幼童被父母單獨留置在家過夜，這在國外被舉報，父母將被起訴，孩子在驚恐中獨自過夜，極易恐懼孤單，是日後形成邊緣人格的主因。

父母的操控心理

我過去在學校擔任大專輔導老師時，有學生下課後前來與我討論心中困擾，她說：父母非常照顧她，家庭成員間的情感也很緊密，但彼此都過度擔心家人在外出事，她清楚這是無謂的，卻不能改變這樣的困擾。邊緣人格者由於缺乏安全感，只要與身邊在意的人一旦形成深層情感原魔，就可能展開依附關係，父母可能開始限制青少年出外與同學見面，表面理由是擔心孩子在外交到壞朋友，其實是依附關係中，不容許任何形式的分離，因此企圖操控子女正常交友，這樣被原魔所操控的心靈，也會缺乏安全感，因此過度擔心家人安危，甚或長大後操控伴侶以減輕內在的分離焦慮。

您是否仍有養兒（或女）防老的心態？是否覺得生養子女，就應得到回報？如果是的話，請再思考，過去農業社會，這是天經地義的要求，現代社會如此有條件的教養，未來子女真會如您所願孝順父母嗎？還是擁有孩子的最大願望是他們在您的教育下，能健康、幸福、快樂？前者或後者父母所教育的孩子較會孝順父母？

如果為人父母成長於依附家庭，與原生家庭父母仍存在密不可分的依附關係，就可能依此模式教育下一代，這些父母會從小為子女張羅大小事務，無微不至的關照背後是有條件的，要聽從父母的話，否則這些關照將被收回，因此「不聽話，媽媽就不愛你了！」的恐嚇語言就可能逼孩子就範，分析這些家長深層心理，他們希望既為家人，就該永遠綁在一起，任何形式的分離都象徵孩子將遠走高飛，因此怕孩子翅膀長硬，屆時自行飛離操控範圍，不再形成從小存在的依附互動，自己可能面臨孤獨的一生。

許多邊緣人格形成之因是，0 至 3 歲時父母可能忙於事業，託人帶孩子後，無法在成長關鍵時刻建立依附，直至小學，甚至國中才關心、管教。有些孩子的內在情緒可能已不夠穩定，課業、行為表現不佳後，部分父母會在童年階段開始打罵，企圖糾正孩子的各種偏差行為，然而這些行為可能來自父母本身教育的偏差。邊緣人格的主要特質是情緒化，打罵孩子除了讓孩子養成情緒化性格外，也象徵父母企圖以情緒化模式壓制失當表現，被打罵者可能言聽計從，或壓抑內在情緒，後果是孩子可能變得唯唯諾諾，缺乏主見，較嚴重的是習慣性情緒壓抑所導致的心理問題，而最常看到的是習得以情緒化處理問題，掌控他人，這些被打罵的孩子如未受到關愛，衍生極端性格，加上家庭功能失調，邊緣人格便在此環境中醞釀。

部分父母似乎未認清，誠心孝順的孩子該是父母從小尊重潛能發展，讓他們在自由環境中成長，這些子女長大後與父母的關係會更加親密；反之，我看到很多被父母從小盯緊、管教，甚至操控的這些孩子在限制與禁錮中，長大後反而與父母保持距離。前來與我諮商的邊緣人格案主透露，他們與父母的關係普遍不佳，且父母無法接受從小悉心照顧的孩子，長大後竟如此不孝，問題的關鍵在於，當孩子想飛時，卻仍緊緊在握，一旦翅膀長硬，自然渴望曾失去的自由。

如何改善家庭氣氛

我常在諮商過程中詢問個案一個問題：「你在小學階段是否經常獨處，有孤單的經歷？」有人說自己曾是鑰匙兒童，放學回家後一人在家看電視，或與兄弟姐妹在家，或經常放學後直奔安親班寫作業，與同學沒有太多的互動與玩耍。童年快樂與否，半數取決於是否曾經歷孤單的日子，另半是能在溫暖快樂環境中，除了希望孩子有足夠的玩伴度過快樂童年外，此時期的家庭氣氛扮演著關鍵因素。我認為良好的家庭氣氛取決於：

平日晚餐的團聚：家庭平日凝聚的時光，僅存晚餐時間，晚上這一小時的餐聚，家人應分享當天所發生大小事與心情，有些家長抱怨孩子在外所發生的事不願回家講，孩子也會抱怨與父母的感情疏離不知從何開口，這其中最大因素就是家庭忽略了互動時間與機會。有些家庭在家用餐，成員用餐時間卻不定，或用餐時與電視為伴，這都需要刻意安排與調整，現代人的心理問題日趨嚴重，除了大批嬰幼兒出生後委由他人照顧外，家庭氣氛的崩解亦為另項主因。

假日出外遊玩：現代人既忙著為生活打拚，平日無暇顧及家庭氣氛，至少在假日應闔家出遊，如果前一項無法完成，連此項都付之闕如，孩子將處於冷漠環境中，連家庭成員間都缺乏正常互動，如何在外維持健康人際關係？

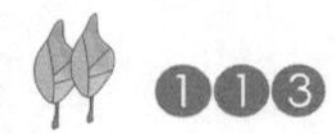

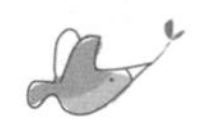

青少年階段：邊緣人格的初步呈現

此階段的最大特質是孩子開始脫離父母依附，他們的依附對象移至同儕，那些來自健康、溫暖家庭的孩子已能自我陪伴，他們有依附自我的能力，然而被父母操控，日記、私人信函常被父母私下閱覽的親子關係通常緊繃。這些孩子可能開始在同儕間尋找依附對象，彼此取暖，他們需要外界更多關懷，更多尊重與了解。然而正常的依附關係該在小學前與父母建立，青少年以後的依附關係通常由同儕依賴關係演變為與情侶的依附，這種因缺乏安全感所建立的關係都可能為自己、他人帶來困擾。

重度邊緣人格的特質，除自傷與自殺外，濫用藥物與酒精是另一項典型診斷標準，以青少年行為而論，當感到孤單寂寞，尤其長久缺乏家庭溫暖，與父母關係疏離，他們就可能向外發展，當遇到與自己際遇相似的同儕，初始會嘗試抽菸、喝酒等輕微負面共同嗜好，如果經常相約去夜店等狂歡場域，麻醉藥物能讓人暫時忘卻煩惱、拋開寂寞孤獨的苦痛，這些徬徨少年可能開始沉迷拉K，不幸的青春歲月其背後很可能是未能感受家庭溫暖，有了邊緣人格的恐懼孤獨後，一步步的走向悲慘命運。

根據 2013 年統計，全國學生藥物濫用通報件數，2005 年為 153 件，2012 年增至 1559 件，七年暴增十一倍，其中高中職學生就多達近 1100 人；各種濫用藥物中，被列為第三級毒品的K他命為 1271 件，占八成。高雄市小港醫院泌尿科醫師張美玉表示，愈來愈多年輕人拉K導致下泌尿道功能出問題，膀胱壁如紙一樣薄，僅能容納二、三十西西，才 20 歲出頭就得穿紙尿褲、背尿袋，光她手上就同時有十名患者來來去去，年紀最小只有 18 歲。

以尊重代替操控

李安父親曾為了兒子堅持赴美專攻電影，氣得數年不跟李安說話，花大筆錢念電影的確要冒很大風險，且李安後來確實因此得到教訓。以結果論而言，李安的堅持是對的，父親後來看到兒子的傑出表現也很欣慰。因此孩子只要有自己志趣，父母應樂觀其成，尊重他們所選的方向，父母最該擔心的是子女沒有主見、缺乏方向。許多父母在孩子青少年階段就根據市場發展，要求子女選讀熱門科系，當子女抗議父母的過度干涉，父母所提出理由是為他們好，其實是企圖操控，希望孩子的一切作為是在他們的期待中完成，屆時如真的功成名就，孩子才會感恩、孝順，這些父母忽略了子女在承受有壓力或條件化的愛後，不僅不會感恩，甚至可能怨懟未能在自由意志下完成自己的理想，如此的埋怨可能影響將來對父母的孝敬之心。

有些父母會在子女青少年階段限制其在外交友活動，表面原因是怕他們在外學壞、被欺侮、亂交朋友，真正原因是他們還未打算與孩子脫離依附關係，企圖限制行動的結果是，幾年後這些子女會藉機在外讀書，或嫁娶後遠離曾被束縛的家庭。另一極端是這些子女似乎已習慣被操控，他們缺乏主見，喪失自我照顧能力，與父母交融過程中，迷失自我方向。我們看看幾位公眾人物參加電視談話節目，談到管教青少年子女的過程：梁〇南女兒到高三畢業，18 歲才知道如何搭公車、捷運；陳〇璇不讓女兒跟同學扮 cosplay，不能到最好女同學家住；蔣〇麗會鉅細靡遺問大學生兒子交友狀況，不准關門。

我的部分個案曾透露婆婆不僅不准兒子媳婦關門，甚至會突然闖進臥室。這些作為的初衷是拉近與孩子距離，結果卻是逼子女疏遠自己父母。東方孩子的教育模式與西方最大不同是習慣聽父母、師長、團體的指示，少有聽自己的聲音，很多大學生不知道將來希望從事的行業，不清楚自己的潛能何在，這些狀況通常是不習慣聽從自己的結果，即便曾經有了自己的想法，父母不答應也就縮了回去，久而久之就對權威言聽計從，邊緣人格者的困境之一是，不知道自己性向且無法安排自己的生活與志趣，這是我們東方人特有的問題，健康人格的特質是在事業上具備自己所喜好的專業，能在工作上取得成就感，就較能克服恐懼寂寞的困擾。因此，子女能自行完成的事，為人父母都該鼓勵他們自己動手完成，一旦介入他們自己可做的事物，依賴或依附他人就可能養成習慣。

如何避免青少年的邊緣人格行為

就避免邊緣人格而言，父母在安全無虞前提下，應鼓勵孩子在外的人際互動，協助他們在友誼中獲致情感宣洩與支持。缺乏家庭溫暖的青少年可能單獨尋求依附對象，開始與異性交往，以解決內心潛藏的孤獨，另一類青少年則尋求幫派支援，幫派象徵他們心目中所缺乏的溫暖家庭，幫主（父母）幫眾（兄姐），甚至提供幫派獲利來源（零用錢），對有些低社經家庭子女或逃家、輟學者，有致命的吸引力。較嚴重的青少年行為是，孩子在感情受挫中開始割腕，出現自殺前期徵兆，有些人在同儕相互認同中開始喝酒、抽菸、嗑藥、吸毒，以解心靈的苦悶與孤寂。

這些青少年已普遍出現邊緣人格的初期徵兆，情緒易怒、極端思考與行為、自我認同障礙、人際困擾，出現與感情相關的爭端。邊緣人格者長期生活重心在於與依附關係者的穩定關係，因此可能逐漸喪失發展自我陪伴的能力，如果在青少年時，鼓勵子女擁有足夠的興趣、嗜好就是自我陪伴的利器，當與伴侶分離後，生活興趣與嗜好將在寂寞時自我宣洩，不致在漫漫長夜中面對痛徹心扉的孤獨。

青少年階段是培養興趣的最佳良機，如果孩子對音樂、藝術等存有特殊興趣，就應鼓勵投入，另一促成子女具備足夠生活情趣能力因素為父母本身是否能從小引領他們投入令人喜悅的生命情趣中。

邊緣人格者的同理能力不足，也因此缺乏關懷他人的能力，當人具備愛人能力，不僅能改善人際關係，也有積極自我照顧的功能，家長應鼓勵孩子多參加公益性質社團活動，孩子通常能在無條件服務他人過程中習得社群互動與技巧。

成人階段：邊緣人格的充分展現

邊緣人格特質的充分展現將在此階段展開，多數人在戀愛過程中遍嚐辛酸，且為情所困，他們戀愛時，會迫不及待的想掌握情感與伴侶，戀情所帶來的初期激情，可能在不斷的衝突中，開始生變，最後在掙扎、失控的情傷中，周而復始的打擊原本脆弱的心靈與信心。

如何維護情感關係

邊緣人格者存有不穩定的內在情緒，因此與伴侶建立依附關係後，容易因大小事爭吵。感情因此由蜜轉淡，終至分手，為了避免無端爭吵，請試著以大、中、小原則處理人際或情感互動。

大、中、小溝通原則如下：

大事：每個人心目中都有重要之事不容侵犯，伴侶間應特別清楚且維護對方堅持的生活原則，如果此原則一旦破壞，將嚴重影響彼此感情，除個人特有原則外，我認為牽涉彼此健康、幸福、快樂之事就該被界定為大原則，在大原則下，每個人都要堅持，且不容妥協，當大原則被人踐踏，未加維護的後果，輕則造成心理困擾，重則形成生活解體或失序。

中事：人都有缺點，雙方難免會因這些缺點爭吵，如果你認為問題不大也不小，就該適時溝通調整，勿怕衝突而壓抑，將困擾放在心中不說，通常會引發更大衝突，事先讓對方明白你心裡有些須溝通的中原則是聰明作法。中事的處理原則是，彼此站在對方立場而調整，但並不堅持，然而雙方都該明瞭，能包容的關係不會經常因立場不同而爭吵，也該明白，當中原則不斷被對方忽略，將形成大原則遭破壞的關係危機。

小事：從小被照護不周的邊緣人格者，內在情緒異常紛亂，常因小事抓狂，既為小事，既要相處，雙方就該包容，不要計較，請時時提醒自己，勿因小事引發爭端，惡化的關係會連小事都因彼此堅持而爭鬧不休。伴侶爭執過程中，如理性提醒所爭為小事而放下堅持，將大量減少爭端，仔細分析伴侶間的失和，多因小事而起。

如何改善邊緣人格的人際困擾

我們先看看兩位邊緣人格者的心聲：

剛開始我跟大家聊的很開心，有一天一個人出現了，他也跟大家很談得來，以至於我完全無法加入話題，我感覺自己就像在半路中被丟下的孩子，重要的東西被搶走似的，原以為自己在大家心中有一定的分量，結果不然，回想我在團體中總是只想尋求一個伴，剛開始雖然會成功，但是當「伴」開始有了新朋友時，我就會很悲傷，失落感難以言喻，而且會很難再融入其他團體中。所以從以前到現在，我總是沒有幾個朋友，我很不喜歡碰觸高中以前的回憶，小學及國中曾被排擠，外加雙親離異的關係，我對自己很沒信心，總擔心得罪別人，總害怕被討厭，到頭來患得患失……。

一開始的我幾乎沒有什麼負面情緒，而且人緣極佳，而我總是認為大家都是好人，大家可能也認為我是一個多才多藝的人，所以都圍繞在我身邊，我自己估計平均三、四個月之後，我就會恢復成本來的我（邊緣型人格疾患的模式）……我漸漸的從人際關係中抽離，對人的反應還是非常敏感，從一開始的很多話可以跟別人聊，慢慢的變成很安靜。有些朋友會關心我說最近怎麼怪怪的，我也不知道怎麼回答，久而久之一切就恢復成以前那種孤單的生活，我也很擔心未來這種事情會一再的發生，我從高中開始嘗試過了輔導室、精神科，卻一直無法解決……順帶一提，我高中的時候作過量表，顯示我是高度焦慮和憂鬱症、社交恐懼症。

邊緣人格者不僅與伴侶時有磨擦，在外與朋友、同事也可能在情緒混亂中失控，只要牽涉任何被忽略、不被尊重、情感間的分離，他們都異常敏感，無法忍受他人無心的過錯，因此在人際、團體中出現大小衝突。究其原因，從小未被善待，缺乏內心安全感下，自然對他人過度投射過往負面經驗，在極端思考催化下的過度防衛，就會出現在情感互動與人際關係中。

國際大導演李安在拍「理性與感性」時，該片的編劇也正是片中主角之一艾瑪・湯普遜。當戲拍至一半，這位編劇堅持有一橋段應照她所編劇本精神，在對立與衝突中，李安放下導演威權，決定拍出兩個版本供眾人比較，結果連湯普遜本人都信服導演版本，大導演的機智與大度，化解了一場可能發生的人事風暴。此事件所帶來的啟示是，李安如果以導演之尊，認為湯普遜找碴，或認為西方人以傲慢態度，心存種族歧視心態挑戰，可能演出令人遺憾的戲外戲，李安日後也不易是出類拔萃的導演，我們學到的是，當衝突發生，受到冷落、不被尊重，應同理對方為何如此對待，自己是否真的有改善空間？以更寬廣視野，思考衝突的來龍去脈，以更圓融的處理方式面對衝突，例如寧可直接找當事人委婉溝通您的立場，勿僅憑內心猜測對方可能用意而情緒化的指摘或展開反擊。最值得注意的是，一旦選擇衝突，先理性思考其結果是否能改善現況，如果情況將不可收拾，是否該選擇放下。

前面提及的衝突過程中，大、中、小原則同樣適用於人際關係：如果是大事，就必須面對解決，不能委曲求全，否則事態擴大，後患無窮：如果為中事，應積極溝通，努力不成，就該放下；如為小事，就不需計較，人總有小缺點，得饒人處且饒人，寬容待人往往受惠的是自己。

婚姻中的外遇問題

外遇問題該是伴侶間的最大致命傷，對邊緣性人格而言更是令人無法想像的嚴重，我在婚姻諮商時，不時遇到夫妻透過各種管道，發現伴侶與人曖昧、招妓、有染、外遇等情事後，平日看似情緒穩定的伴侶，此刻開始歇斯底里，像是被母親遺棄的孩子惶惶不可終日，晴天霹靂的心靈打擊下，不斷要求對方說出交往細節。有些伴侶自知理虧，會盡力安撫；耐性有限的一方，可能無法忍受周而復始的疲勞轟炸，加上過往感情已不夠融洽，外遇事件最終可能造成夫妻離異，對外遇被害人可能傷害更大。

邊緣人格者在外遇過程中的情緒嚴重失控是能理解的，婚姻是心靈的最終撫慰，對他們而言，伴侶就如同自己母親一般重要，他們會密切注意伴侶情感意向，有時為了避免憾事發生，可能私下檢查對方簡訊或電子郵件。邊緣人格者的極端思考，視任何可能造成與伴侶分手的小三為不知廉恥的情敵，視伴侶的任何可能分離舉措為背叛，在此氛圍下的外遇事件，可能造成難以彌補的信任危機，當彼此不再信任，就可能走向分離。

基於這樣的婚姻諮商經驗，我須提醒外遇被害人，即便外遇行為不對，但在悖離社會規範而企圖窺探伴侶隱私前仍要三思，一旦打開對方隱私的黑盒子，發現伴侶做出傷害彼此感情的事，您能理智處理此棘手問題嗎？有因此離異的打算嗎？如果答案是否定的，我要請您多客觀評估伴侶是否平日對您、對子女、對家庭負責？過去的婚姻生活是否因您們的悉心經營而美滿？如果這是肯定的，這才是婚姻的終極價值，千萬勿因持續的蒐證、懷疑、抗爭，而毀壞原本和諧的婚姻，如此因而離異，不正中了您所痛恨的小三之計嗎？

Chapter 11

人口與兒童福利政策

以上章節所談是針對邊緣人格當事人的改善之道，除此之外，我們的人口觀念與幼兒福利政策可能也需調整。

人口觀念

近年國內生育率持續降低，在少子化的擔憂中，有人擔心未來老年與年輕人口失衡，因此呼籲大眾提高生育率，部分縣市甚至提出生育獎勵，我們先看一段《聯合報》〈黑白集〉的內容：

在少子化危機中，仁寶公司鼓勵員工多生子女，每生一胎給獎金66,000元，兩年來發出4,200萬元，催生了629名新生兒；無獨有偶，信義房屋第一胎生育獎勵為3,000元，第二胎則一躍為12萬元，目標在引誘第二胎。獎勵生育的老闆，所感所見不只是自己的產業，而是真正對少子化危機表達關心。我國已成全世界生育率最低國家，再過三年老年人口就要多過幼年人口，這已非危言聳聽的「國安問題」，而是勢如燃眉的「國安危機」，但是，僅憑幾位有心的老闆鼓勵員工生育，恐仍是杯水車薪，政府及國人當協力共建一個具有願景的生養環境，讓天下有情人多生孩子。

這是台灣社會重量輕質的慣有思考模式，試想提高生育的過程中，這些被獎勵生育，原本不被預期的孩子能得到充分照料嗎？如此誕生，父母做好萬全準備、好好照顧這孩子嗎？政府及企業付出每生育一人的數萬獎金，真能嘉惠這孩子嗎？您自己希望父母為了這幾萬元而生下您嗎？如果答案是否定的，政府的量化生育政策不是很短視嗎？我們一窩蜂的量化生育，是否該調整為質化生育呢？台灣的人口密度已為世界第二，當今貧窮、能源、糧食、極端氣候等問題全因人口過剩引起，我們卻仍沉醉於人口量化，豈不怪哉！

兒童福利政策

質化且長遠的人口政策該從如何為出生嬰幼兒福利著想，我們可考慮從以下兩點著手。

鼓勵母親在家帶孩子

目前政府規定，懷孕母親可保有兩年因生育而留職停薪權利，前六個月政府補助六成投保薪資，台北市政府對給予每位懷孕婦女第一胎 2 萬元，五年每月 3,500 元的實質補貼。如果先將六個月補貼延為一年，再逐漸延為兩年，且薪資六成改為八成，將能實際鼓勵母親在家帶孩子，以目前的補貼政策，無法帶動婦女暫離原職，放心在家帶孩子。

低收入戶補助

未免低收入戶生產過剩，影響子女教育，政府對於低收入戶僅生育兩人以下且願配合結紮者應提出有效的生育、教育補助，而非在量化生育中短視補助數萬元交差了事。

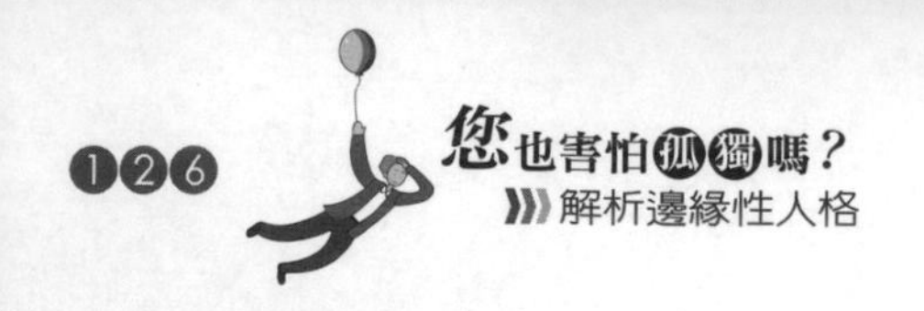

Chapter 12

邊緣性人格的自我陪伴療法

憂鬱症與邊緣人格除藥物治療外，心理諮商的療效近年來已普遍獲得認同，既然心理問題的根源來自嬰幼兒、童年、家庭與父母的教育，此性格者在治療過程中就應了解自我的生命歷程中是否某項環節曾偏離正軌？是否曾經歷心靈創傷？心理諮商能協助您自我了解，且心理創傷都須在專業引導下，做有效的情緒宣洩。同時配合運動，增加興趣嗜好，改善人際關係，練習自我獨處，在這一整套的心理治療過程中，當人學會自我陪伴，就不會再恐懼寂寞，就能珍惜、愛護自己，這是過往家庭、父母在未能充分給予關愛下所造成。其實自己潛藏愛自己的能量，只是您過往不相信，也並未察覺，自我陪伴療法能引導您突破依附他人的困境，走向自我依附的心靈大道。

自我陪伴療法的五階段進程

健康性格的三大要件為：

1. 能自我陪伴，克服孤獨後，就能與自己相處。
2. 接著才能與他人相處，維持好的人際關係。
3. 最後自然能與伴侶產生相知相惜的關係。

如果您無法與人維持較佳的人際關係，且易為情所困，就應由自我陪伴做起，才能克服孤獨，以下是給您的建議。

首要階段

宣洩負面情緒：心理問題是經年累月形成，其中最大的關鍵是當事人在遇到生活壓力與困難後，是否能做有效紓解，一位習慣將心事藏於心者，最容易產生心理障礙，因此心理諮商除了能引導您將心靈垃圾排出外，也同時提升自信心，案主因此未來較習慣將心事找適當親友宣洩。

第二階段

從敘述過往，了解自我：多數人不會清楚自己為何出現心理困擾，以為生來命運多舛，於是藉燒香拜佛讓心靈平靜，有人認為是父母基因遺傳所致，於是服用精神科藥物改善病情。心理諮商的主要功能之一是引領案主進入自身過往歷史，如果發現問題來自父母、家庭與童年經驗，當事人就不易再自怨自艾，因為當人了然於生命中的問題根源後，就不需完全承擔心理痛楚，該做的僅剩下面對現實、活在當下，解決今天的麻煩，就易改善明日

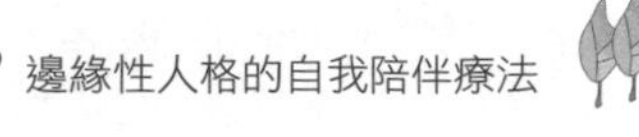

的困擾，以糖尿病患者為例，當知道罹患症狀後，今後只要身體出現狀況，便清楚是血糖過高或低所引起，只要施打胰島素便能正常生活，因此當邊緣人格清楚自身問題，並對症下藥，也能改善為情所困的心靈困境。

第三階段

建立自我生活重心：當情緒有所宣洩，對自我能更加了解，我們就能產生「起而行」的動力，邊緣人格的無法自我陪伴、憂鬱症的不願外出、恐慌症心神不寧的焦慮，都能在有生活重心後獲得改善。心理困擾通常是長期壓抑，導致心智及身體活動降低，運動是封閉自我後，重新回到社群的基本功。很多邊緣人格來自問題家庭，父母在孩子成長過程中，通常未鼓勵五育均衡教育，因此在心理諮商中，協助案主養成運動習慣，並增添生活情趣，生活有了重心，人的心理困擾就遠矣！

第四階段

培養獨處工夫：邊緣人格者的最大罩門是害怕孤單，無法獨處，陪伴療法的最後階段該是鼓勵案主培養獨處工夫，恐懼寂寞者一旦養成運動習慣，極易創造內在，建立自我陪伴動力。

我會在諮商時，請當事人試著到過往所害怕獨處的處所，例如不習慣一人在外用餐、喝咖啡、看電影、參加活動等，當個案在諮商中做完心靈重建，且開始每日運動，要求重新感受過去所不能接受的單獨活動，請他們再次感受是否真如想像般的孤單，回應的結果通常令人滿意。

第五階段

與人為善，愛人愛己：我個人做陪伴療法的諮商經驗為，案主如能配合治療，能有五成以上的療效，重新做邊緣人格及憂鬱症心理測驗後，重度能改善至中度，中度會變為輕度。然而對有些案主而言，似乎不令人滿意，如欲達到更佳療效，與人為善、愛人愛己的展現，便是自信心的充分表現，付出關愛的同時，也象徵著能充分照顧自我。因此任何一位能熱心參與社群、關懷他人者，亦正熱情的溫暖自己的心，擁有這樣的心靈，自己歡喜，別人也樂於為伴。

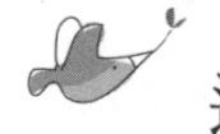

邊緣人格心理諮商

心理諮商是西方文化產物，東方人對這以談話為心理治療的方式仍存疑慮，有位個案當初諮商後，仍在臉書團體中寫下這樣的文字：

> 我不懂為什麼要回顧過去？我總是選擇不回頭看，不然我走不下去。別人的錯誤、自己的錯誤，我選擇讓它過去，不提、不回想，因為傷害已造成，已經不是我能改變的！如果一直回顧過去，我只會被絆住，走不到現在的我。

我當時的回應是：心理諮商過程中，須回顧過去的原因是：

1. 嬰幼兒期被傷害後，創傷會進入潛意識，痛苦一旦進入潛

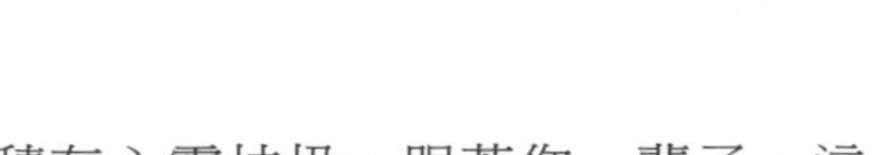

意識就成為無法取出的積存心靈垃圾，跟著您一輩子，這些垃圾能經由心理分析排除，讓您健康走向未來。

2. 人經歷過去各種委屈、痛苦後，憂鬱、焦慮及信心都會受影響，找到能了解且關懷您的親友訴說，能加以排解，但親友通常無法擔任此工作，專業的心理諮商能協助宣洩情緒，提示勿重蹈覆轍，幫助您重振信心。
3. 如果回顧過去母親對您的傷害，您目前能以全新的心情面對過往對母親的心理糾結嗎？會以更警惕的態度改善目前的夫妻關係與親子關係嗎？

後來這位個案在疑慮中再次回諮商室，一星期前她與夫婿都承認半年來的脾氣與情緒化已因心理諮商顯著改善。

每位心理師都有自己的諮商流程與方式，我認為人的心理困擾多半來自父母的性格影響、童年與青少年的經歷，成年後所形成的心理問題，看似嚴重，其實與前述因子息息相關，因此，以下是我諮商時的主要流程與方式。

首次諮商

會請個案做簡易「憂鬱症、邊緣性人格、焦慮症自我檢測」測驗，以確認個案的邊緣人格困擾。接著請個案開始訴說自身狀況，訴說過程就是情緒宣洩，心理師會耐心傾聽，不會中斷個案談話。此外會討論邊緣人格的主要樣態與形成因素，讓個案大致明瞭此症，並請閱讀相關資料以利未來諮商進行，最後會提出諮商計畫，讓個案知道未來諮商的走向。

父母親的諮商

第二、三回諮商通常會談論父親與母親，父母是家庭、童年與性格形成的關鍵人物，諮商過程會讓個案對比自己目前性格與心理困境是否與父母相關，當個案提到母親的強勢與操控，接著就會提問：母親的強勢對您的影響是什麼？當提到父親的愛面子，我們可能會問：父親愛面子的真正原因是什麼？在一連串的提問中，能激發個案深層思考，讓個案重新認識自我，了解自己生命中的重要他人與家庭結構，因此能了解邊緣人格的緣由，並開始建構新的生命出口。

生命過程諮商：最初記憶

人在 3 歲前的記憶通常模糊，3 歲開始就會出現片段記憶。與個案進行最初記憶的討論通常能從片段幼兒經歷畫面中映射出頗具意義的過往，當我問：是否記得幼稚園前後的最初記憶或畫面？如果個案說：記得有回母親帶我到兒童樂園，因人潮擁擠，與母親暫時失散的恐慌記憶。最初的記憶通常饒富意義才會長久留存，它也通常因創傷而揮之不去，心理諮商的過程能在協談中祛除長年傷痛，也能顯示當年時空環境、自身所經歷的各方經驗與體認，對認識潛在自我有相當助益。

童年經驗的諮商

從小一開始的童年記憶已歷歷在目，每位個案能清楚訴說當時的家庭背景、父母互動狀況、童年的生活點滴、在校的人際關係等，這些訴說等同於自我重新剖析，在這性格形成的關鍵時刻，最能清晰了解自我，邊緣人格的成因也將在敘述過程中一一呈現。改善心理困擾的最佳途徑是須先了解這些症狀如何存在與產生，有了這樣的體認，才易進一步以行動與毅力自我調整。童年階段最容易留下心理創傷，如心理師能敏於感受諮商當下個案曾受的傷痛，而加以使用精神分析的詮釋（interpretation）技巧，當潛意識創傷一旦被「說出」，就能化解此長年深藏的心理痛苦。

青少年諮商

邊緣人格的初兆，通常在青少年期的學校中呈現，例如與同學出現緊張的人際關係，過早與異性交往，因自我認同問題，開始出現抽菸、嗑藥、混幫派等青少年問題，情緒問題此時已開始出現，因而不時與人衝突。此時在家中與父母的緊張關係可能浮出檯面，邊緣人格個案的主要問題之一是終其一生都無法處理與父母愛恨情仇的關係，協助個案深入了解父母教育行為背後所透露的問題，將是未來是否能以更成熟態度與父母相處的重要關鍵。

成人諮商

我的邊緣人格的整套諮商時間約需 1 至 2 個月，最後階段的成人諮商會在初談、父母親、童年經驗、青少年諮商的每星期一回的心靈洗滌後進行，當再回顧兩個月前初談時的種種困擾時，許多個案已能重生般的認識、砥礪、陪伴自我，再次面對邊緣人格所帶來的情感困擾時，已不再陌生，也不會自責，反而願在自我接納中重新懷抱那曾受創的心靈。

社交社群網站與團體諮商

近年社交社群網站臉書的崛起，讓現代人在社群網站中，有更方便的心靈連結，邊緣人格個案特別需要這樣的連結，讓他們在茫茫大海中有宣洩寂寞的驛站，在相似心理困擾同志中，能感受彼此心靈的特殊語言與感受，為保有隱私，且希望成員能暢所欲言，我們以封閉團體運作，幾年來的運作，最讓我滿意的是成員間藉相互關懷所培養的默契，散發出像家一般的溫暖，有家的感覺，就能撫慰人心，達到諮商後的持續療癒效果，此團體每數個月會在咖啡館辦免費聚會，彼此有更深刻的情感交流。此外，團體諮商一直以來都是心理治療的重要模式，對個案而言，當然比臉書更具療效，唯一缺點是現代人的生活忙碌，如能克服人員招募問題，對邊緣人格個案有極大助益。

我的一位個案結束一個心理諮商的療程後，在邊緣人格臉書中如此說：

> 自從知道邊緣性人格，才知道過去自己奇怪、難搞又歇斯底里的個性有跡可循，時常不小心踩進情緒深淵，然後突然之間又後悔剛剛的情緒失控，影響了別人情緒，跟我在一起的人可能都要忍受我的古怪，然後開始對自己的存在價值產生模糊，當了解這樣的循環之後，我像是在黑暗中尋著洞外的一點光芒，積極的想要走過去，但卻又很容易迷失，迷失後又要花更多力氣尋找光芒，不斷的告訴自己要更加油，快點找到的是「自己」那個脫胎換骨後的真正的快樂。

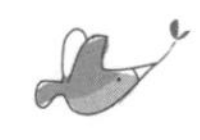

心理諮商須配合的事項

運動

我過去從事憂鬱、焦慮心理諮商時，會積極鼓勵個案藉運動改善心理困擾，現在對邊緣人格個案，我會直接清楚的說，每天一小時，戶外、流汗運動為心理治療過程的必要項目，也就是說，不配合做運動會降低療癒，每天都達到三項要求標準運動會有100分，隔天做會有60分，如果一週做不到三天，僅憑心理諮商的療效會非常有限，且這樣的運動應永遠進行，一旦荒廢不再運動，原本治好的心理成效將可能不再恢復。

為何運動這麼重要？因為每天的運動，能平衡、改善邊緣人格的情緒化，能因每天到戶外接觸人群與太陽，大幅改善憂鬱症，能放鬆緊張情緒、降低焦慮，對部分邊緣人格伴隨恐慌症的個案特別有效。最重要的是，每天的運動象徵孤獨心靈能藉自我陪伴變得更有自信，更能走出依附他人的宿命。

培養興趣嗜好

當個案願配合運動後，由於很多人因情緒混亂，過去的興趣可能荒廢許久，因此會請個案至少重拾過去的喜好，或詢問個案是否有任何願從事的興趣？請他們利用休閒時間積極嘗試。典型邊緣人格者平日忙於與依附對象的關係，通常不會從事讓自己愉悅的嗜好，鼓勵個案具備專屬的興趣，未來將能逐漸脫離過度依附的情感關係。

建立人際脈絡

邊緣人格個案通常樂與依附對象時刻依偎，這凸顯了未建立自己的人際脈絡，當心情低落，與伴侶陷入爭執，就可能因缺乏談心的朋友而坐困愁城，鼓勵個案多參與各項活動，藉此結識志同道合的朋友，在自我陪伴上也將獲得助益。

練習自我陪伴

邊緣人格者恐懼寂寞，害怕一個人獨處，他們會刻意到夜店湊熱鬧，一個人在街頭閒晃，在家上網、看電視打發時間。晚間十點至十二點，上床前夜深人靜，或節慶時別人闔家團圓，一個人須面對自己孤獨身影的感受最為煎熬。個案須認清，無法自我陪伴者、忍受寂寞者，他人是不願與我們相處的，也不可能付出真愛，這是多麼現實且矛盾的人際情感鐵則。

因此，鼓勵個案寂寞無聊時，打破過去苦等伴侶，在恐懼寂寞中，僅能與孤獨為伍的慣例，當孤單感再襲時，請試著閱讀一本過去一直想看的書、選一部愛看的電影、帶本書到咖啡館享受有眾人在的溫暖氣氛等。享受獨處原本是父母在嬰幼兒期該讓我們發自內心學會的心靈武功，邊緣人格卻讓我們喪失了這樣的功夫，自己持之以恆的像身處少林寺般苦練自我陪伴功夫，您將會發現心中一直以來殷殷期盼的母愛，會因如此練習而將依附他人的習慣收回，改為自我依附，當能自我依附，就有能力愛人，自然有許多機會被愛。

勇敢面對並告知伴侶

我做邊緣人格心理諮商經驗中，約有五分之一的被確診個案無法接受自己被冠上邊緣人格的標籤，覺得一旦承認自己有這聽來可怕的症狀，就可能被人污名化，在親友中可能抬不起頭來，反而更喪失自我信心，面對伴侶，可能因此分手。

然而任何的身心症狀，當事人的首要任務是，應先接受此症的事實，否則就不會面對治療，我們看看我的一位個案在臉書團體中的陳述：

> 我女友並不因為這樣（按：自己有邊緣人格問題），而對我的看法有所改變，我有感受到，而她也因為看了書之後慢慢的了解有時不可理喻的行為其來有自，在生活及工作上，她也願意正面的鼓勵及肯定我（小時候最缺乏的）……她總說上帝是派我來治她的，我倒覺得我被收服了。

參與公益活動

自我陪伴療法的最後一項是希望邊緣人格不夠熱情、缺乏同理的問題得以改善。父母未給予足夠的愛，個體便不易自我製造愛給予他人，這是此症個案無法與人維持長久關係的潛在問題。唯有從給予他人過程中才易感受互愛，鼓勵個案多站在他人角度思考、行為外，多做善事，並參與公益活動，較能讓個案感受施與受的互動真諦，才能讓自我在社群中與人和諧相處。

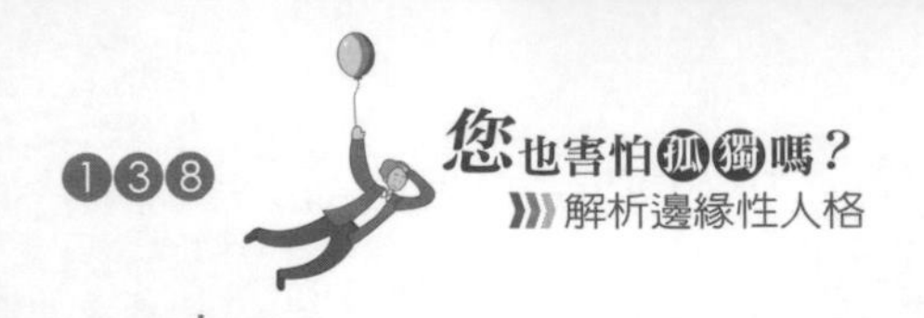

活得快樂的不得了的獨身思想家——韋政通先生

韋政通先生是我在專科時的啟蒙恩師，一位享譽海內外的中國思想權威學者，為感謝他當年的啟蒙及日後對我的提攜，這些年來的春節，都會請老師到外用餐。記得十多年前看老師時，師母臥病在床，老師隨侍在側照顧，十年前師母去世。鶼鰈情深之情在妻子離開後，今年（2013）高齡87歲的老師曾透露，沒有妻子的陪伴，他預估在五年內離世，頂多活不過十年，今年師母已逝世十週年。

韋老師從三年前就說著：我現在活得快樂的不得了，我每天過著非常有意義的人生，在這之前，從年輕時就因生活坎坷，有了許多病痛、傷寒、肺結核、胃下垂等，十年前寫完《毛澤東傳》後，虛弱的手甚至無法動筆書寫，對一輩子以書寫為第二生命的學者而言，等於宣判了精神上的死刑般痛苦。三年多前，老師開始積極練氣功、運動，兩年前說他不聽使喚的手竟能漸次提筆寫字。

老師又開始著書立說，正寫著這輩子最想完成的大作，昨天（2013年2月17日），他說：

我活得這麼快樂有幾個原因：

1. 生理的健康：我三年前開始振作自己，持續運動，練八段錦等氣功，讓身體活絡起來。
2. 心理的快樂：人要活得快樂，須過著有意義的生活，要有生活目標，以成就感來支持精神生活。
3. 精神的充實：我雖獨居、伴侶不在，但有很多事要做，閱讀、寫書、演講，生活中有很多事想做，有了幸福的感覺，怎麼會害怕孤獨呢？

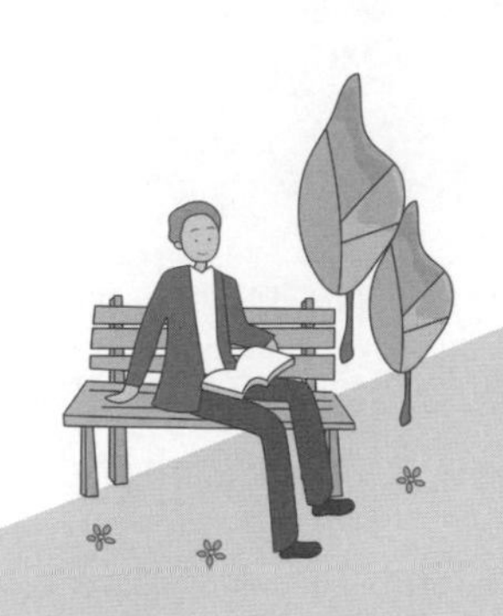

Chapter 13

治療邊緣性人格者的建議

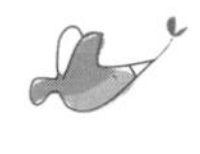

寫給邊緣人格治療工作者

如何避免邊緣人格者的過度依附與自殺

台灣知名精神科醫師王浩威曾說：「許多精神醫療人員如知道有邊緣人格者入院，可能『聞聲色變』」。我的一位諮商心理師朋友於閒談中也表示，如接到邊緣人格個案，自認無法處理，通常會轉介予其他同業。

究其原因，不外乎此人格者容易在醫療過程中，因移情而對治療者過度依附，甚至在治療期間自殺身亡。

如何避免案主過度依附

謹守諮商倫理分際：心理諮商是最易與個案產生私人情愫的

行業之一，當案主陷入情感漩渦，少數專業人員可能因此起心動念，與對方發展私人情誼，當個案嗅出被關懷的情感，互動就可能超出友誼，專業人員的七情六慾便因此在原本單純的醫病關係中偏離軌道。諮商倫理：「勿與個案做私下接觸」，該是避免依附的第一道重要防線。

勿視病如「親」：我曾遇過幾位前來尋求婚姻諮商的心靈健康個案面臨婚姻瓶頸，無法再與伴侶共度人生，問題出在他們當初相戀時，縱使知道對方有不時情緒失控等邊緣人格問題，但憑著自己的耐性與大愛，相信婚後定能感化伴侶，然而可想而知，當心魔一旦深植人心，再堅實的耐性，都可能被毫無章法且狂風暴雨的情緒反應所消磨，讓伴侶愛心消逝怠盡。

「視病如親」雖未納入專業倫理守則，卻是多數醫療人員內心的專業良知，然而秉著這份良知天真以為，憑大愛就能感化邊緣人格者，甚至將他們如親人般的照料，最後可能造成專業耗竭，影響對其他案主的專業付出。

邊緣人格者缺乏理性判斷情愫脈絡，既然有人願好心付出如家人般的關懷，便可能陷入治療者單純且天真的大愛陷阱。一旦治療者發現個案不時來電，期待更多的互動，直至發現事態不妙，想因此抽身，這些主觀感受被愛的案主，將因此再度出現被遺棄與背叛的極端思緒。

堅持自我陪伴療法：邊緣性人格者的核心罩門為害怕孤獨，稱職的治療者如能解決此問題，便自然會改善過度依附、自殺等心理困擾，因此心理師如能聚焦於案主是否配合出外運動，增加興趣嗜好等能提升自我陪伴心理諮商療法，便不需過度擔心案主可能帶來的專業困擾。

如何避免案主自殺

勿輕易接案：邊緣人格確如一般治療人員所認知，令人畏懼且迷網，他們可能因治療者對症狀的不夠了解而操控、依附或情緒化對待治療者，尤其面對自傷、自殺個案，不諳此症的治療者，將承受極大壓力。因此專業人員在接案前，應深入通曉此教科書著墨不多的症狀，待能了解，且試著多接幾位個案後，相信便能迎刃而解此專業困境。

克服個案自殺心理障礙：我從事多年的憂鬱症及邊緣人格諮商，不時遇到高危險自殺案主，我的心理建設是，如果我對每位個案盡心盡力，讓他們遠離心靈陰霾，我甚至請自殺危險者，一旦有自殺企圖或行為，即便在半夜，都請來電，如真有案主於諮商中自殺身亡，我須負多少責任？我該為此不幸事件埋下抹不去的心理陰影？當我們該做的都做了，這一切就交予上帝定奪，治療工作者不須給自己太多無謂的壓力。

即便經常請我的自殺危險個案，當有輕生念頭或企圖時來電，至今少有人來電，且從未有人在諮商中自殺身亡。

利用社交社群網站維繫情感：過與不及的關懷，都可能造成邊緣人格者的傷害。由於案主通常來自破碎家庭，身心俱創下，他們企盼有人伸出援手，身處第一線的治療者可能因不按時前來諮商，時有自殺、自殘反應。如過度介入，案主可能視你為恩人而依附；而冷處理的結果，可能被視為冷漠無情，見死不救。我的做法是利用邊緣性案主臉書封閉團體，團員間可互通感情，交換心得，彼此鼓舞。心理師可同時掌握狀況，一旦出現情緒不穩情勢，可立即就近安撫，甚至通報關係人，如此不僅能讓個案感

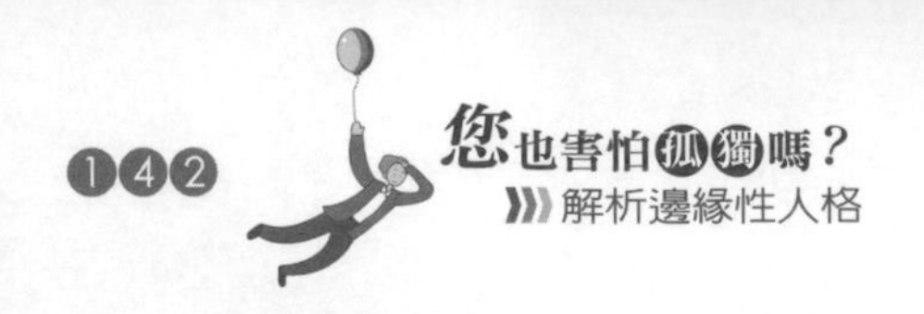

受治療者的關懷，也能避免落入彼此的情感依附。

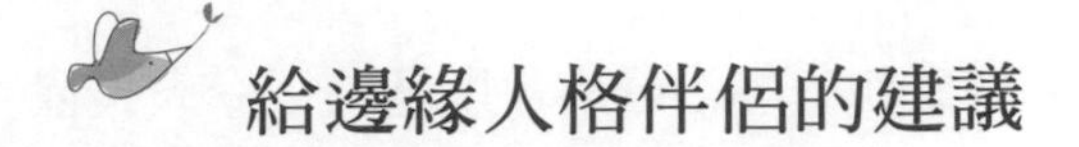

給邊緣人格伴侶的建議

如果您與伴侶關係不佳，兩人經常爭執不休，請先自我檢討是否有改善的空間，檢討過後如問題來自對方的過度強勢與情緒化，請參照第一篇的九大邊緣人格診斷標準，如您發現對方確有極端思考、無法忍受分離、多疑吃醋、害怕孤單等，這九項有五項以上符合，可界定為重度，三項以上則可粗判為中度。重度或中度代表感情屬性的重或中度缺乏安全感，身為伴侶須如母親般時時呵護，稍有怠慢，可能引起伴侶不悅，彼此的爭端經常是在一方覺得伴侶未達到如母親般的照護標準、不夠體貼、陪伴時間不夠、未能了解內在情緒等；另一方則抱怨對方容易為小事而情緒失控、經常喋喋不休的抱怨大小事、強勢操控周遭事務等。除非您已無法忍受，且確認此情況不會改變，打算實質或精神上離開這不堪的婚姻，否則請聽我的以下建議。

戰場上的知己知彼其實可用於與邊緣人格伴侶間的互動，如果其中一方的情緒問題來自於邊緣人格，另一方就該了解此人格的樣貌、成因及適切的改善之道，如清楚問題所在，您該發現許多的爭執其實能加以避免，例如，如果成因來自嬰幼兒期照顧不周所致，設想如果您自己因此缺乏安全感，是否也希望伴侶更溫和的呵護？對方離家太久後，是否希望儘快看到才有安全感？是否能體會伴侶在童年時經常沒人陪伴的孤單？是否能了解他們的原生家庭未能提供溫暖環境後，自然渴望您給予更多的愛？如果您了解個中因素，並感同身受其處境，彼此的衝突是可能化干戈

為玉帛的。以上為心理建設上的建議，實際且具體的建議如下。

每日真情擁抱

邊緣人格者缺乏被愛，也缺乏父母嬰幼兒時的擁抱，中國文化沒有西方世界的擁抱文化，然而擁抱能讓心靈充滿溫暖，感受被愛。我經常請求邊緣人格伴侶能在每天適當時間擁抱我的個案，最好是起床或上班前，短短數秒的親密動作可能帶來一整天的愉悅。我從女兒上幼稚園前，就在家門口抱她，直到小學畢業，妻子更是每日上班前必抱，東方人應多加學習西方的擁抱文化。經科學證明，擁抱會對觸碰雙方的身體有正向影響，讓身體得到放鬆，提高免疫力，有助於健康。此外，心理學家指出，擁抱具有心理治療的功能，可以使人產生放鬆、快樂和安全感，消除沮喪，給倦怠的軀體注入新的能量。那些經常被擁抱的孩子，心理素質要比缺乏這些行為的孩子健康得多。在家庭中，每天的擁抱能使家庭成員間的關係更加和睦，減少家庭磨擦。

親密語言化解衝突

邊緣人格者的情緒晴雨不定，以一般溝通原則相處容易彼此傷害，其中原因是伴侶不知道對方內心世界希望什麼？想要什麼？邊緣人格者不希望您在衝突時以理性講大道理，不要解釋事情的來龍去脈，他們希望您對容易受傷的心靈加以撫慰，對脆弱且敏感的內心，以最溫暖的態度對待，請試著說：

「我知道你受傷的感覺，我下回會多加注意，你就別再生氣了，好嗎？」

「我知道你內心深處怕我離開，我會盡力陪在你身旁，避免你孤單寂寞。」

「我知道你過去沒被照顧好，我有責任讓你得到更多的溫暖，你是我的唯一，不要懷疑我對你的愛。」

「你的情緒通常是缺乏安全感所致，這不是你的錯，我能體諒。」

這些語言都會讓伴侶軟化，都可能化解劍拔弩張的衝突，都是伴侶以智慧代替衝突的良藥。以上雖都是極其肉麻的語言，有些人因個性保守說不出口，尤其在衝突當下更不可能，還是要提醒您，既然仍須一起生活，就要學習調整，幸福婚姻得來不易，放下您的堅持，有許多邊緣人格者並非一無可取，如果他們值得付出，多說些肉麻的話取悅他們有何不可？

以行動避免衝突

相信每位邊緣人格者對良伴的最終期盼就是勿劈腿外遇，勿移情別戀，除此之外，請您在每回說完肉麻語言後，別站著不動，應上前佐以親密動作，摸摸對方的頭或肩膀，親親伴侶的臉頰，最好直接上前緊抱著快氣瘋的伴侶，他們的氣會馬上因您的深情而消。運動對邊緣人格者有絕佳的改善奇效，請經常陪著伴侶運動，不僅能調節內在混亂情緒，也能增進彼此情感。此外，也建議您能在假日陪著伴侶四處遊玩，與邊緣人格者相處，最忌經常在家互鬥，那終會消磨原本培養的情感。

如果您仔細看完本書，該清楚情緒容易失控的伴侶，讓您面臨情感、生活困擾的親密愛人，並非故意讓您的生活陷入困境，他們有說不清的潛在心理困難，需要伴侶更多的理解與耐心，只要他們願意改變，願意面對現實治療，都該盡力陪在身旁，改善從原生家庭所造成的傷害。台灣有兩本邊緣人格翻譯專書，皆為心靈工坊出版，書中所提，如何與此人格者相處，值得讓您了解。

《愛你，想你，恨你》

本書第六章為如何與邊緣人格者溝通，點出給予支持（support）、發揮同理心（empathy），及點明事實（truth），簡稱 SET 溝通法。

支持：邊緣人格者雖然最需伴侶的愛與陪伴，但要拿捏精準並不容易，過度的愛會讓對方過度依附，反而會因疲乏與欠缺了解而分手，傷害可能更大。支持並非無限度的給予，因此，我認為支持也該有三步驟，一是自己先照顧好自己；二是充分了解邊緣人格者；三，以較有效率的方式與他們相處。

同理心：我們常看到媒體報導有關情殺案件，如果能就近到現場，不外乎以下對話：「我不想跟你這樣沒完沒了下去了」、「我確定要跟你分手了」、「求你放了我吧」、「我無法忍受你這樣的苦苦糾纏」，這些話會讓對方再次感受未被良好照顧所產生的被遺棄投射，又將像過去曾被母親遺棄後的孤伶身影，可能會情緒失控，甚至自殘或傷人。適切的話語該是「我了解你的感受，先別激動好嗎？」、「我會在此陪你，別擔心」、「我知道你過去曾受過傷害，我知道你需要我」、「我了解你有時怕孤單，我會盡量陪你的」，這些同理的話，會澆熄情緒失控者的憤怒，邊緣人格者在沒有分離焦慮困擾時，與一般人無異，並無傷人意圖，不需對他們懷有成見。

點明事實：嬰幼兒期未被充分照護者，長大後會期待伴侶給予無止境的愛以補之，期待伴侶能扮好他母親的角色，然而伴侶畢竟非其母親，在此期待落差下，邊緣人格者所面臨的情感波折必定艱辛，因此伴侶在了解其深層心靈困境後，要不厭其煩的點明事實，點明你僅是伴侶，而非母親；點明對方內心的創傷是過去該照顧你的人所造成，而非由伴侶概括承受；點明如希望伴侶在旁陪伴，就不應一再以非理性態度處理感情問題。點明事實有潛在危險，勿在邊緣人格者情緒失控時白目點明。

《親密的陌生人》

本書導向是為邊緣人格伴侶而寫，設定界線為書本主題之一，我認為其積極意義不該僅止於自我保護，而是取得雙贏。

如何設定界線：

1. **取得默契**：伴侶如通曉為何當事人出現異於常人的情緒，了解何時會爆發情緒，知道邊緣人格各項基本常識，有了這樣的認識，就能避免在設下界線時，讓對方感到未受尊重，而是在取得互信默契下，讓邊緣人格者接受設下界線是保護雙方的利器。
2. **訂出規則（設定界線）**：清楚設定界線，訂出規則，例如

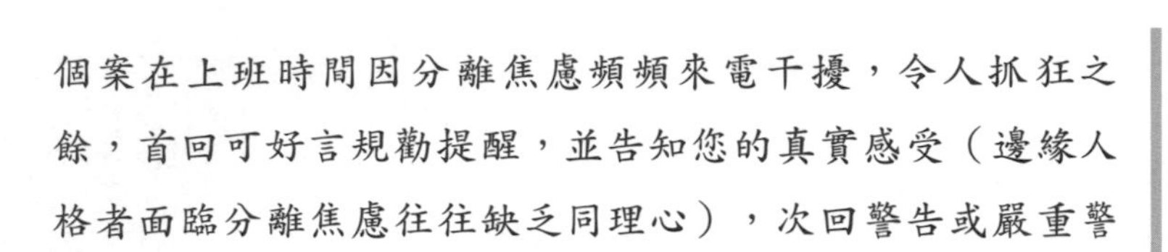

個案在上班時間因分離焦慮頻頻來電干擾，令人抓狂之餘，首回可好言規勸提醒，並告知您的真實感受（邊緣人格者面臨分離焦慮往往缺乏同理心），次回警告或嚴重警告若再犯定會執行規則，請對方勿輕忽警告。

3. **執行規則**：與邊緣人格者相處的痛苦，不僅是無預警（其實有跡可循，通常與分離焦慮相關）的暴怒或無止境的操控，另一最大的問題來自不能有效執行規則，在當事人發現伴侶舉棋不定，意謂吵鬧就有機可乘，會鼓勵無休止的衝突，因此嚴格執行規則不僅避免擴大彼此傷害，也能讓邊緣人格者在界線內自我控制。

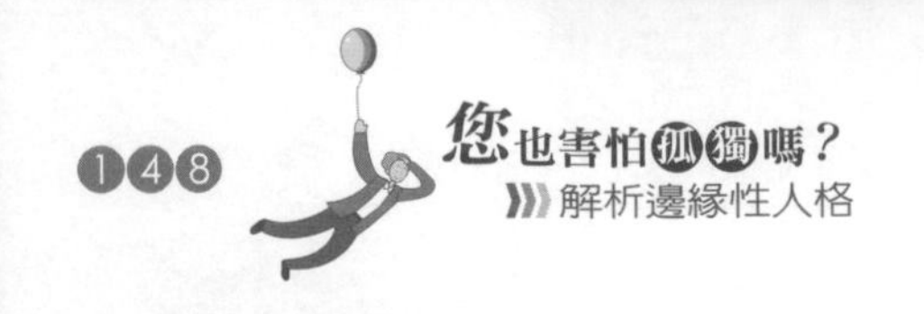

致邊緣人格者的一封信

我是個輕度邊緣人格者（九項診斷標準，五項以上重度，三項以上中度，一項以上輕度），父母皆為公務員，出生後由保母短暫帶過，小學放學回家雖有外祖母陪伴，但多半孤單的在家中小院子玩，小學五年級就暗戀學校女生，直到五專都不敢表達對異性的愛慕之情。退伍後終於有了初戀對象，短暫的戀情因故終止後，曾有一年時間走不出情傷，曾因怕孤單，在街頭與女性搭訕，無法忍受與人約好時間，對方遲到二十分鐘以上的等人煎熬，這一切都是邊緣人格的特質，因此能感同身受您的困惑與痛苦。我的輕度邊緣人格未達中度，取決於認真經營妻子、女兒與家庭的關係，我小心翼翼的顧及家人感受，不致讓關係惡化，邊緣人格者的最大致命傷就是與伴侶關係逐漸惡化後，終至無法收拾，且通常會因自己的性格，導致無法與人建立穩定的情感關係，在此，我必須提醒您伴侶的階段性心理反應，其實我們多加注意，能避免走向分手或離異一途。

包容、疑慮、錯愕、容忍、衝突：彼此在戀愛初始時易沉浸在熱戀中，都盡力呈現自己最好的一面，相互包容是戀愛初始時的特質，邊緣人格者感情的處理問題會在認識第二階段後逐漸出現，戀愛初始時彼此日夜相

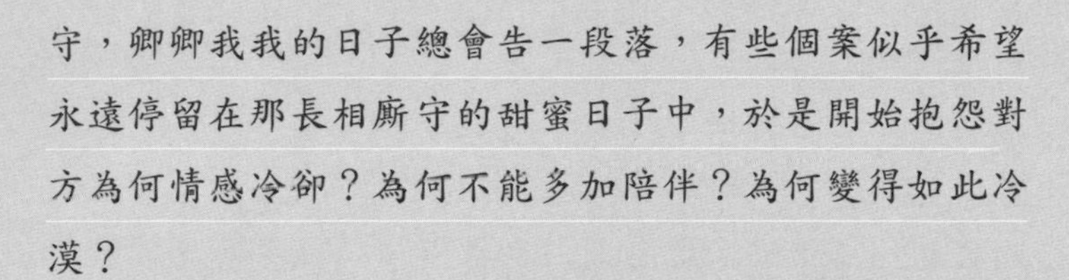

守，卿卿我我的日子總會告一段落，有些個案似乎希望永遠停留在那長相廝守的甜蜜日子中，於是開始抱怨對方為何情感冷卻？為何不能多加陪伴？為何變得如此冷漠？

當無法適應第二階段的戀情，就可能有情緒，由於仍處初識期，伴侶的反應通常是疑慮，疑慮並不致對彼此關係帶來大礙，但對方已開始仔細觀察您是否有進一步的非理性舉措，如果你們的戀情持續加溫，伴侶會以更多的耐性體諒您的情緒問題，然而你們的爭端總圍繞在不許對方穿著暴露、疑心病太重，限制伴侶正常交際等邊緣人格因感情脆弱所引發的問題，有半數伴侶可能會在此時避免夜長夢多，跟您提出分手。

有另一半情侶未提出分手，並不代表他們漠視彼此存在的問題，第三階段的戀情中，您可能已認定對方已習慣您的強勢與情緒，在此氛圍中，邊緣人格的極端思考可能呈現，要求對方陪您講電話到半夜，不合理的要求如有不從就大吵大鬧，歇斯底里似的情緒持續失控會讓人錯愕，因此可能嚇跑另一半難得留下的伴侶。如果此時您能深刻反省問題所在，願意就自己給對方所帶來的困擾加以道歉，部分伴侶可能留下，但如果您認為對方不顧情分，違背彼此曾留下的海誓山盟，不願自我檢討，情傷會永無止境的持續。

有許多複雜的因素讓伴侶在面臨邊緣人格的種種問

題中選擇留下，他們可能不清楚問題所在，也可能在邊緣人格之外，彼此仍存在正向情感關係。第四階段的關係，可能為了避免衝突選擇容忍，他們認為這是分手外，最好的相處模式，然而每回風暴過後的風平浪靜，容忍往往是壓抑過後的更大爆發，更多的衝突可能接踵而來。

邊緣人格者的潛在問題是因過去未受到良好照顧，因此當伴侶疏於照顧，當事人會情緒失控，然而就伴侶而言，他僅是伴侶，並非母親，何以大小情感事情都歸罪於他，當彼此認知不同，且涉及潛在的邊緣人格困擾，在包容、疑慮、錯愕及容忍後，留在情感關係內的戀人就可能開始爆發無止境的衝突。

我要提醒所有為邊緣人格所困的朋友，要認清的事實是，有緣與您談情說愛的伴侶就是陪伴在您身旁的情侶，他們不會，也不知如何扮演母親的角色，要珍惜彼此難得培養的戀情，要視伴侶為貴人，因為當您的親人、父母或朋友不能帶來溫暖時，伴侶是唯一願在您最需要被愛時陪在身邊的人，當自覺情緒失控，所求已超出伴侶範圍，應找到立即降低怒氣的方法，否則再厚實的感情都會生變，當對方初次提出分手，要積極找出問題所在，可能還有挽回機會，有些較激烈的邊緣人格者無法忍受伴侶提出分手，不能針對問題改變，卻以威脅、割腕、自殺等激烈手段企圖挽回，這些悲情作法都會加速伴侶求去，會讓您陷入谷底深淵，切勿為之。

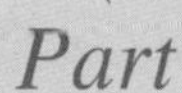

Part 4 邊緣性人格個案分析

人愈想逃離，孤獨感會愈強烈，然而當我們試圖面對原魔（孤獨），它便開始消失。

～羅洛梅（Rollo May）

2012 年 12 月某日中午，我外出午餐的路上，接到甚少主動聯絡的恩師韋政通老師來電，說他突然想到我平日從事心理諮商，勢必遇到許多想不開的個案有自殺企圖，他提醒我要跟這些陷入苦難的朋友說：既然連命都不要了，還有什麼不能放下呢？老師說得好。這是陷入自我傷害的邊緣人格者之最佳評言。

韋老師已 87 高齡，每天仍孜孜不倦的讀書為文，這幾回跟他見面都說現在活得快樂的不得了，他的來電代表著對人的深度關懷，當人能時刻關懷他人同時，就等同於關懷自己，人要活得快樂，即便像韋老師終日獨居，仍有書、有人、有自己最溫暖的心相伴，當然活得怡然自得。

此篇談到我們周遭的邊緣人格鮮活案例，牽涉許多自殘、自殺、創傷等血淋淋與生命交關案件，希望這位當代中國思想大師的諄諄教誨，能讓所有陷入悲觀絕境的朋友再給自己多一些重生的機會。

Chapter 14

邊緣性人格自殺傷人案例分析

佛洛依德說：「人有生之本能，也有死的本能。」當人活得健康、幸福、快樂，生之本能會充分展現；然而當人活得不如意、家庭破碎、負債累累、重病纏身，都可能觸動死之本能。這些現象乃人之常情，但多數人可能忽略存乎於你我之間，有一群人對寶貴生命的維繫，在面臨失戀、失親、離婚等情感分離後，較一般人更為脆弱，更會走上自我了結的路。

他們在自殺前，通常從國中時期起，就會以各種方式傷害自己，這些心靈最脆弱的一群會拿美工刀割腕，重拳捶牆成傷⋯⋯，可能企圖得到旁人片刻的關愛，或想證明自己仍有痛的知覺，甚至只想看到自己流出的血，做最奇異的宣洩。直到有一天，當手腕上的片片刀痕持續讓他們在現實中陷入痛苦深淵，且對明日毫不戀眷後，就可能了結自己生命。這些不被了解，也很難被了解的人，需要我們知道他們內心底層到底出了什麼問題，需要我們這些愛惜生命者付出更多的關懷，同理他們的感受。

自殺原因很多，相信為情而亡該占最大宗之一，其中多半因憂鬱症或邊緣人格而離世，他們為何會以最激烈的方式結束生命，這其中是否能找出些許脈絡？自殺因素的追尋是困難的，難免流於主觀，為了讓更多人深入探索人類心靈的脆弱，我試著在有限文獻中，找出那自殺的可能密碼，我先以兩位知名東西方演藝人員做背景分析。

過往我們習慣將自殺因素歸類於憂鬱症，然而如仔細檢視憂鬱症與邊緣人格的診斷標準：

憂鬱症	邊緣人格
1. 幾乎每天心情低落	1. 無法忍受被人拋棄，一旦發生，會有激烈反應
2. 對每件事或活動喪失原有興趣	2. 極端思考，黑白、對錯分明，易造成人際衝突
3. 飲食改變，造成體重明顯上升或下降	3. 自我認同障礙，自信心低，因此影響人際關係
4. 經常失眠或睡得太多	4. 情緒低落時，會有自我傷害及放縱行為，像飆車、瘋狂購物
5. 變得焦躁或遲緩	5. 藉輕生、自殘，威脅他人不得結束情感關係
6. 易感到疲累且失去活力	6. 不合時宜的爆發憤怒情緒，或對憤怒難以控制
7. 對許多事變得沒有信心，甚至有罪惡感	7. 情緒失控時，憂鬱、焦慮情緒會持續數小時
8. 思考能力減退，且注意力無法集中	8. 害怕孤單，經常有空虛感
9. 有自殺傾向及企圖	9. 在瞬變中，出現與壓力有關的妄想或嚴重解離現象

您是否發現左邊憂鬱症的診斷標準較偏向心情低落後的生理反應？右邊邊緣人格則偏向情感受挫後的心理反應？且特別強調情感分離後的情緒反應。因此，我認為邊緣人格更易驅使人在失戀、失親後啟動自傷或自殺念頭。以下將提出幾位自殺名人，請對照我在第8章提到的五大邊緣人格罹患因素，應能讓您更加明瞭人在邊緣人格與分離過程中選擇結束生命的深層原因：

1. 0至3歲嬰幼兒的照顧品質。
2. 3至12歲孤單的童年經驗。
3. 童年的分離創傷經驗。
4. 家庭的不良氣氛。
5. 父或母為邊緣人格者。

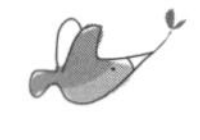

張國榮與瑪麗蓮．夢露的自殺

台灣經常傳出名人自殺消息，總令人驚愕與惋惜，這兩年來，2012年12月，知名設計師黃○琦墜樓身亡，出事前一天，曾在微博發文表示好友絕交，難過地寫下：傷了心真的會……。同年10月藝人陳○生女友因他提出分手而跳樓自殺；5月，藝人朱○珍女兒因感情因素跳樓身亡；2011年5月，政府機關首長關○女兒因與夫感情生變，跳樓前曾於陽台與夫激烈爭吵後自殺……。

這四起驚動各界的自殺事件都與感情相關，背後總有些不為人知的潛在因素，我們試著找出其脈絡並解開自殺的密碼。

中外影星享有最高知名度而自殺身亡者，非港星張國榮與美國瑪麗蓮．夢露莫屬，兩位都來自問題家庭，經歷孤單童年，父

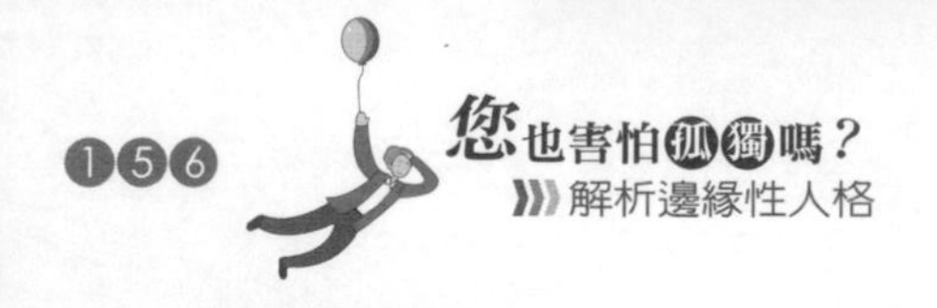

母皆未盡照顧責任。

張國榮（1956-2003）

他2003年從香港文華酒店縱身跳樓身亡。

張國榮生於富裕家庭，可能子女眾多（張國榮排行第十），出生後就未跟父母同住，家中女傭（俗稱六姐）一手帶大，肩負父母角色，兩人深厚感情超越了主僕關係，彼此相依為命，互相扶持。父母為了工作及應酬，無暇關心他，致與父母關係疏離，童年在孤獨中度過。

對父親的感覺，張國榮曾這樣形容：「他不懂得關心自己的兒女，可能做父親的都是這樣吧，不過他特別大男人，喜歡指使，不理會我們的感受，幼時最需要父愛的我，完全缺乏父愛。」專為香港及國外達官貴人和名流做洋服的張父張活海，在張國榮8、9歲時只當他是一個送貨員，張國榮小時候經常替父親送衣服給客人，而父子彷彿只有商務的關係，親子關係薄弱。

與母親的關係甚至更糟，即使張國榮曾不時向她撒嬌，希望一嚐被寵愛的滋味，張母始終不為所動，連一家人拍照也被遠離母親身旁，難怪兒時孤獨、缺乏母愛的他，長大後渴望在台上被眾人關注，享受時刻被人愛護關懷的感受。張曾形容與母親的關係：「母親對我的愛好有保留，我在外讀完書返港後，連一句心底話都無法和她交流，是她造成這樣的母子關係，現在可能人大了，知道什麼是孝順父母，希望對她態度有所改變，懂得體會她當年的苦衷。」所謂苦衷，是張父的外遇，導致父母離異，以致他在13歲那年，被送往英國留學寄宿，過更孤單的少年生活。

長大後張國榮的演藝事業一帆風順，六姐的晚年生活非常安逸，皆因張國榮視她如母親一般孝順，不時帶她出外旅遊，希望對六姐有所回報。六姐在 90 年突然辭世，對張而言，如同喪母般的打擊，彷彿失去心靈依靠，抱憾終生。據了解，張國榮在遺書中表示，因為難以在好友唐先生和一名 20 餘歲青年間做出選擇，因此自殺。此外，張國榮與同居多年的密友感情生變，長達十七年的感情亮起紅燈，事發前，兩人寓所三更半夜常傳出爭吵聲，激烈時更會傳出摔擲器物的聲音，在張國榮 46 歲生日派對上，這位密友也反常地未露臉……。人不會輕易結束生命，然而當童年經驗的分離痛苦再次像海嘯般強襲而來，當母親般的六姐不再陪伴，人就可能在恐懼再度被遺棄中選擇自殺，當他們相信未來的日子將像目前般，永遠魂不守舍的度日如年，也會想結束生命。

瑪麗蓮．夢露（Marilyn Monroe, 1926-1962）

她被發現於洛杉磯寓所服用過量安眠藥身亡，她的死亡雖眾說紛紜，咸信為自殺致死。夢露生父不詳，母親生下她時，經濟困頓，流離失所，因此被安排至寄養家庭，直到 7 歲。根據自述，母親每週六都來探望她，但是從來不摟抱或親吻，甚至從來沒有笑容。1933 年，母親買了一棟房子，接她出來住的數月後，時而尖叫、時而狂笑的母親開始精神失常，最後被送往精神醫院。

夢露的外祖父母也都在精神病院內過世。而後，母親生前好友，前電影製片公司主管葛麗絲．瑪基（Grace McKee）成為夢露監護人，兩年後瑪基結婚，丈夫見夢露體態逐漸豐滿，引起遐想後性侵，因此被送至孤兒院，但監護人仍不時探望，兩年後夢露 11 歲時，被接至瑪基不同的親戚家住，此時不僅寄人籬下，甚至慘遭虐待，由於監護人將搬往東部，當時年僅 16 歲的夢露經安排與人結婚。婚後的夢露在一家降落傘工廠當檢驗員，偶然機遇中，有攝影師發現了她的外貌，希望將她的照片刊登出來用以鼓舞美軍。不久，她搬出婆家，與模特兒經紀人簽約，並引薦她與 20 世紀福斯公司簽訂第一份演出合約。1946 年結束了第一段婚姻。夢露於 1948 年邂逅年齡懸殊的片商強尼．海德，雙方陷入情網後，自此在影界嶄露頭角，兩年後海德辭世，此時傳出她首度企圖自殺，並靠各種精神藥物度日。

1954 年棒球明星狄．馬喬經兩年苦追後完婚，維持不到一年離婚，1956 年與劇作家亞瑟．米勒結婚，然而聲望如日中天的夢露染上酗酒與毒品，期間情緒極度不穩，數度進出醫院治療，1961 年在墨西哥辦理離婚。原本被看好的第三度婚姻仍在五年後離婚收場，這次的感情離異對夢露打擊甚大，開始陷入更嚴重的酒精與毒品濫用，最後終於在安眠藥過量中香消玉殞。

夢露從出生就在父不詳，母親精神問題，寄養家庭、孤兒院……，度過寄人籬下，遍嚐人情冷暖的悲慘童年，從青少年就被逼著下嫁，稍長憑著貌美身材，打下事業版圖後，以為從此可過著公主與王子的幸福日子，然而童年孤獨的陰影會像鬼魂般纏著，極端缺乏安全感的靈魂，讓人在戀愛中慣於黏著情人，在深怕再度經歷過往創傷記憶中，造成情緒不時失控，從她三度婚姻的破裂，與在不同男人愛情遊戲周旋下（包括甘迺迪兄弟），始終被當成漂亮花瓶遭人玩弄，最需真愛的她，可能至死那一刻都不知命運何以如此多舛。

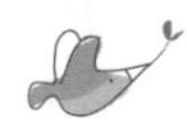

媒體報導的情殺案件

為了讓您廣泛了解重度邊緣人格在分離過程中的激烈反應，我曾蒐集2012年3月的社會版報紙，因感情創傷、受挫、離異等問題而情緒失控自殺、殺人、傷人的社會案件計十件，也就是說台灣社會約每三天就會出現感情情殺等重大事件，如案件被害人能具備邊緣人格的基本常識，相信能避開此生命劫難。我試舉2012年媒體所報導的自殺、自殘等社會案件供您參考。

個案（一）

2012年3月所發生的重大情殺事件為：

> 台中市昨晚發生「恐怖情人」殺人案，29歲無業男子不滿16歲國三女友提分手，持菜刀砍殺女友與兩名弟弟後，再挾持女友坐在頂樓女兒牆威脅一起跳樓，後被警方制伏，但女友弟弟傷勢過重死亡，造成一死兩傷慘劇。朱男渾身是血與警方對峙時，氣憤質問許女：「你為什麼不接我電話？」「為何不跟我聯絡？」且向警方透露：「我們交往這麼久，她移情別戀，不能接受」。

這起案件的被害人僅16歲，國中生就與人長期交往，凸顯家庭功能問題，被害人顯然需要有人關愛、照顧，如此心態下的戀情往往充滿危機，結果通常難以收拾，然而當恐怖情人威脅再不接電話就要找你算帳、就殺你全家等，應立即先找相關人員協助。一旦請警方介入，就應提高警覺，以免發生悲劇，此案顯然被害人直到惡煞找上門來仍不知如何應對，致發生慘案。

個案（二）

2012 年 3 月，吳男不滿陳女提分手，於台中市府電梯內要求復合被拒，憤持美工刀狠劃陳女雙臉五刀，並傷及其他部位，送醫縫 100 多針。陳女供稱，三年前交往初期就遭毆打，吳男個性多疑，偷看日記、簡訊，還摔她電腦，只要提到其他男性，就被懷疑劈腿，去年提分手後，就搬家躲吳男。

與邊緣人格者交往初期，對方為爭取芳心，會不惜一切代價殷切追求，當彼此相愛後，便開始將門關緊，深怕煮熟鴨子逃跑，當出現暴力、多疑、偷看日記等超出行為規範時，就該脫身，儘早離開就不至於搬家躲人。當對方百般尋人，一旦覓得依附對象就不會善罷甘休。因此，勿在被堵當下拒絕對方復合要求，應保持理性，不置可否的與對方溝通，此案發生在電梯密閉空間，當遇到緊急狀況，溝通當下應選眾人處，以免發生不測。

個案（三）

61 歲張姓男子因懷疑前妻與兒時玩伴暗通款曲，不時爭吵，經一再解釋、否認，仍未獲信任，兩年前因此離婚。去年張與前妻參加村內進香團，被懷疑的友人也參與在內，張目睹前妻與該名男子在車內一起唱卡拉 OK，醋勁大發，逢人就說對方誘拐前妻，揚言在街上被他看到，會要他的命。半年後兩人在街上狹路相逢，張當街拿刀刺死對方。

我們不時看到已離婚的夫妻，當前夫知道妻子另有對象，仍會視對方為情敵，甚至認為婚姻的失敗是情敵造成，懷恨在心下，動手殺人。此案的發生是前妻認為雙方既已離婚，就能自由與人互動，但對邊緣人格的前夫而言，失去婚姻與幸福的責任在於他人介入所致，既然離婚後生不如死，乾脆痛下殺手，以解心中憤恨。

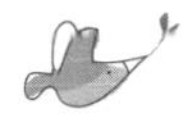

自殺個案的處理

我的心理諮商生涯中，遇過多次自殺或威脅自殺個案，茲將個人經驗供您參考。

強力補足嚴重失溫的心靈

盡量讓個案說出欲自殺的想法，情緒的適當宣洩能立刻緩解自殺意圖，第一階段暫且不急著讓個案理性思考自殺後果等問題，找出最信任的親朋好友陪他一起度過難關。我會告知強烈自殺企圖個案及其伴侶，如果心情極度惡劣想不開，三更半夜都可來電，我樂意接聽電話。醫療人員在關鍵時刻的支持，很可能讓個案打消離世念頭。

盡量滿足當事人當下需求

如果您判斷個案有自殺意圖，盡量滿足當事人當下需求，緩解個案自殺意圖，例如希望與前男友見面，希望伴侶能回心轉意，希望……只要能力所及，都要在緊要關頭使命必達，我曾遇到一位個案在旅社吞下大量安眠藥自殺，我請出前伴侶一起到旅社探視，私下希望配合個案復合的要求，這位個案因此願持續接受治療，癒後效果良好，待當初配合復合時限已到，前伴侶無法持續配合，這位個案認為我與對方私下串通，無法諒解我的用心良苦，因此中斷治療。對醫療人員而言，為了救命，這是不得不為的舉措，這位個案聽說目前過得相當好。

判斷自殺緣由

因經濟、久病、精神等問題皆為自殺主因，憂鬱症及邊緣人格應是自殺最大族群，如能在第一時間確認自殺因素，家屬及醫療人員就該對症下藥，立刻展開救援，如果確為邊緣人格，我們該有以下防範措施：

1. **找出依附對象**：邊緣人格者通常會因分離痛苦選擇自殺，我們該儘快找到這位依附對象，請這位伴侶或前伴侶配合個案任何可行要求，只要爭取第一救援時間，就能避免悲劇。
2. **請相關人員介入**：如果重度邊緣人格者百般糾纏，威脅自殺，應請親友介入，並協同醫療人員勸阻，如果已透露將以玉石俱焚要求復合，為了自身安全，應請警方協助，千萬別兀自單獨處理此人命關天之事，與親友一起面對通常能化險為夷，也會讓對方冷靜，不敢造次。
3. **尋求心理諮商**：邊緣人格者經常因情感受挫而不斷重複性自殺，良好的心理諮商能協助案主改善害怕孤獨困境，避免一再以自殺為面對情感的訴求。

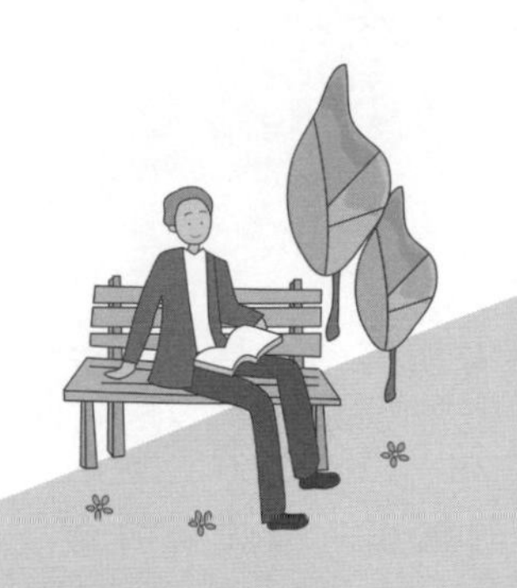

Chapter 15

邊緣性人格心理諮商個案分析

很多人前來找我心理諮商，是因閱讀了我在網站中所提出每位案主的心路歷程，每位邊緣人格者所敘述的故事，可能與他們的經歷恰好契合，觸及感同身受的心靈傷痛後，因此希望獲得進一層的心理諮商，敘述故事既能展現強大療癒效果，也為了讓您深入了解邊緣人格，我邀請一些曾前來做邊緣人格心理諮商個案寫出諮商過程與感想，為了尊重當事人書寫原貌，我盡量維持原本內容，未做修改。

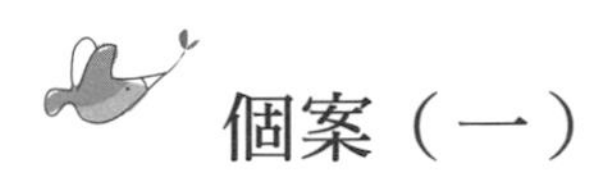

個案（一）

我是一位邊緣性人格女性個案，近而立之年。幼時和哥哥由爺爺奶奶帶，這段期間，爸媽會到南部看我們，但因為鄰居說他們回來就是要把我們帶離爺爺奶奶，所以我和哥哥在他們來時，都躲得遠遠的，直到哥哥要讀幼稚園才被接回台北。

成長的過程父母皆忙於工作，加上媽媽覺得外面很危險，所以我的童年經常與電視為伴。父親不善表達又不太管我們，母親管教的方式嚴厲且不苟言笑，加上從小被訓練成一個獨立的女生，所以跟他們關係一直很疏離，也不快樂，上學也沒辦法交到好朋友。小五時曾想改善同儕關係，企圖凸顯自己，結果被女生排擠。加上小六換了一位班導，那時全班都不喜歡她，大家都說她壞話，她就詢問班上女生是誰在說她的壞話，最後，女生們就說是我。於是在某節自習課，老師借題發揮當著班上同學質問我這件事，要我說出有哪些人是同夥。事情鬧到媽媽與教務主任、校長談，仍不了了之。

到了國中，因為這件事讓我不敢跟同學太過親近，也懼怕老師。上了五專被強制住校，一開始有交到幾個朋友，但總覺得很難融入。到了專三，摯友突然與我決裂，我不知如何是好，不知所措了好一陣子，那時上課偶爾眼淚幾乎奪眶而出。畢業出了社會，感情、家庭、事業都不順利，我知道我已經到人生的谷底了，沒有什麼可以幫助我，我不想活了。但我不能這樣放棄我的生命愧對養我的父母，於是我想起之前很徬徨的妹妹，她去了教會變得比較開心，所以死馬當活馬醫，開始接觸教會。後來的四、五年我經常往返於教會，開始慢慢從低谷爬了上來，但我仍心情不好常常哭泣。那時曾使用過精神藥物，雖然有效，但副作用很大，貿然停藥會有戒斷症狀，加上醫師每次幾乎問診不到五分鐘就確立診斷及治療，我在就學期間曾涉略心理學及相關實務，也讓我懷疑他們的治療和診斷是否正確。

因為精神疾患是長久堆積下來的，需要時間去找到原因，並

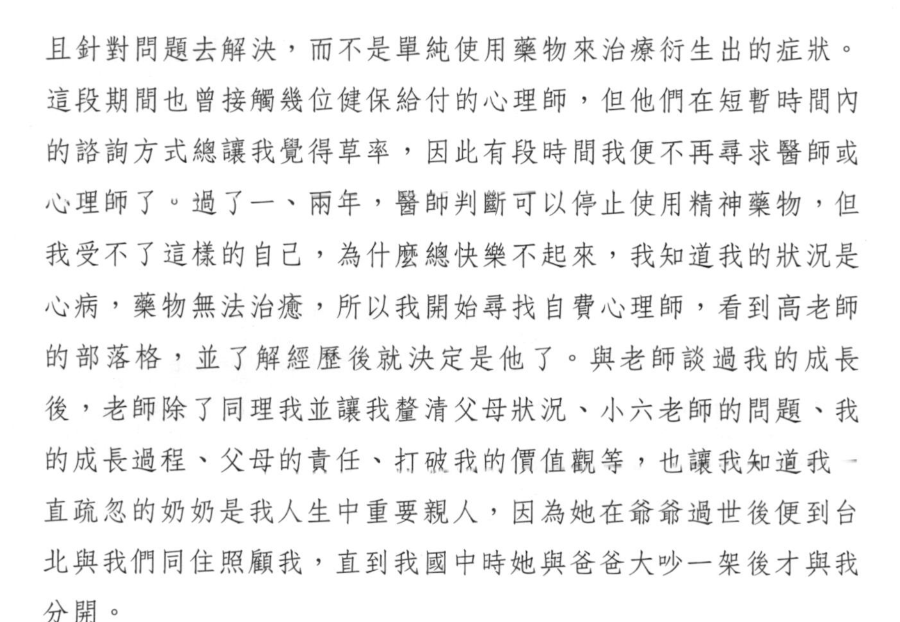

且針對問題去解決，而不是單純使用藥物來治療衍生出的症狀。這段期間也曾接觸幾位健保給付的心理師，但他們在短暫時間內的諮詢方式總讓我覺得草率，因此有段時間我便不再尋求醫師或心理師了。過了一、兩年，醫師判斷可以停止使用精神藥物，但我受不了這樣的自己，為什麼總快樂不起來，我知道我的狀況是心病，藥物無法治癒，所以我開始尋找自費心理師，看到高老師的部落格，並了解經歷後就決定是他了。與老師談過我的成長後，老師除了同理我並讓我釐清父母狀況、小六老師的問題、我的成長過程、父母的責任、打破我的價值觀等，也讓我知道我一直疏忽的奶奶是我人生中重要親人，因為她在爺爺過世後便到台北與我們同住照顧我，直到我國中時她與爸爸大吵一架後才與我分開。

當我意識到這件事時，我的眼淚突然潰堤，因為她年紀大了我好害怕失去她，老師便鼓勵我回去與她見面聊天，也教導我如何與奶奶建立關係。這些事情對我來說是很陌生的，因為我不知道怎麼與人親近，就連多去找奶奶也覺得彆扭，但隨著我敞開心告訴奶奶我與老師諮商的過程、常常去探望她，奶奶又再次成了我的休息站。後來老師又鼓勵我修復奶奶和父親十幾年不和的關係。一開始我抗拒，因為那不關我的事，但隨著老師的多次鼓勵和胸悶發作（我諮商時了解，當我胸悶時是害怕重蹈覆轍），所以開始去接觸父親，後來十多年不願主動探望奶奶的父親也願意放下，和我一起探望奶奶。我看到現在奶奶和與奶奶同住的叔叔都變得比較開心，我也很開心，並且開始相信我是有力量去改變的。

療程結束半年後，大約兩、三週我會再找老師討論生活遇到的一些事情，這段期間我也開始接觸各種不同的人事物，像是網球、游泳、爬山、新書座談會、自助旅行、海外志工，最後甚至開始計畫澳洲打工度假。經由規律運動及接觸新的人事物，我胸悶次數開始變少、心情不好也不會持續很長的時間、哭泣的次數也變少了，並且開始願意與自己獨處。我終於感覺像個正常人，還能拋下許多不必要的束縛，並幫助人。後來經由到澳洲打工度假，讓我更樂於跟自己相處，除了更了解自己，也學會在各樣的狀況下如何照顧自己、愛自己、對自己負責，而不是對別人負責。現在我嘗到並了解許多我以前聽過但不知道的關係和心情，有些甚至彌補了我童年和求學期間失落的一塊。對於我的家庭我也更勇於侃侃而談，不再覺得那是無法啟齒的一塊。

雖然戀愛不甚順利，但我開始覺得自己是很有價值的，能理解並匹配得上我的自然也不是隨處可尋，所以我開始願意讓自己拉長時間好好與人相處並且仔細觀察對方。在外人的眼光裡，許多事情我現在才做似乎有點晚，常常會聽到很多長輩對我釋出善意的「意見」，但在我的人生裡，我知道自己過去二十年都不是為了自己活而虛度光陰，怎麼可以不把握現在新開始的生命重新活過呢？回顧過去，我很開心，因為我有了很大的改變和成長，我開始懂了人生挫敗是必經過程，但是不用害怕，當我愈願意去面對時，我的收穫會愈豐盛。

個案分析：邊緣人格的成因

這位個案從小由爺爺、奶奶撫養，直至4歲後父母才接回。3歲前為建立親子關係的黃金期，從小在祖父母處，會讓孩子對與父母的依附關係產生困惑，形成情感上的分離焦慮，這位個案說，每當父母來看她時，都會躲得遠遠的，對照目前個案與父母的疏離，似乎在嬰兒期委由爺爺、奶奶照顧就已註定。個案 3 至 12 歲的童年因母親擔心安危，不讓孩子出外玩耍，限制在家與電視為伍，最糟的是父母一冷漠、一嚴厲，冰冷的家庭氣氛更不會在假日全家出遊，如此環境成長的孩子無法感受親情溫暖，憂鬱與邊緣人格也因此悄然成形。

邊緣人格的諮商過程

當孩子在家未習得良好的親情互動，在外人際關係也易受影響，內心極需情感支持所形成的邊緣人格情感極端化是人際關係受挫主因。個案在尋求能彼此親密支持的同儕中，極端性格會出現強烈的情感排他，一旦親密同儕與其他同學親近，就被視同情感背叛，此個案同窗好友與之決裂應該是在此背景下產生。青少年期的情感決裂與成年期的失戀、離婚，對邊緣人格而言都與幼時母親未善加照顧的被遺棄感（嬰兒主觀感受）緊密連結，這種如同母親不願再照顧的感受一旦出現，情緒失控、憂鬱、自傷、輕生就可能隨之而來。

諮商後的結果

針對不同個案，我會找出可能帶來正向能量作為心靈長期受挫的激勵與突破，以此個案而言，從小雖與父母疏離，但卻對幼時帶她的阿嬤留下深刻印象，鼓勵她多與阿嬤聯絡能增強親情溫暖，鼓勵她化解父親與阿嬤多年恩怨，除了增強她處理人際互動信心外，也讓家庭氣氛活絡，連在桃園居住的阿嬤與叔叔關係都變得更為緊密。有半數的邊緣人格者會同時在面臨嚴重分離焦慮情感困擾時出現恐慌症，包括心跳加速、頭暈目眩、過度換氣、胸悶等現象，我的經驗是約兩週後的邊緣人格治療，期間個案須每天運動，恐慌症狀通常能大幅改善。這位個案結束諮商後，開始至新疆公益旅行，後遠赴澳洲打工自助旅遊，期間的酸甜苦辣，我們在臉書的朋友正時時關懷，她已變得更堅強，更能獨處。

個案（二）

我平日沒有太多嗜好，甚少出席公司聚餐和員工旅遊，生活唯一的重心就是男友。第一次前來諮商時，和男友的感情已瀕臨破裂，感情是我生命唯一的寄託，當我感到愛情將逝，毅然決定將房子出售訂立遺囑，在網路上搜尋如何成功自殺。某天偶然看見「心理諮商」這個名詞，我燃起一絲希望，或許生命可以找到另一個出口；曾去醫院精神科門診和心靈診所，始終未能遇見能夠幫助我的醫師，害怕孤單恐懼獨處，心痛和絕望每天啃噬著我，活著的每分每秒對我來說都是煎熬，正當我要放棄時，我遇見了高老師，他一語道破我是「邊緣人格」，讓我了解自幼沒有受到妥善照顧，躺在嬰兒床上孤伶伶的身影，被疏忽的幼兒經歷，形成我的邊緣性人格，男友是我的依附對象（代替扮演母親的角色），如今男友的離去如同母親當年的遺棄，害怕孤單是因為我無法獨處，無法照顧自己、自我陪伴。諮商過程中，我們開始抽絲剝繭檢視我的成長過程。

我出生在父親拾荒、母親小兒麻痺的家庭。父親大男人主義性格，母親總是活在自怨自艾中，當初因身體殘缺，透過媒妁之言嫁給退伍軍人的父親，父母年齡相差 26 歲，除觀念代溝外，父親是一個沒有安全感的人，常懷疑母親會出軌或擔憂自己死後母親會改嫁，家裡爭執不斷，不得片刻安寧。父親也有好的一面，平日省吃儉用，但對孩子疼愛有加，雖然在物資匱乏、捉襟見肘的環境下，父親總是把最好的留給孩子；父親曾說過自己雖然拾荒，但將來要存錢買三間房子，給我們三個孩子一人一間，假如有一天我們結婚之後過得不好，回家至少還有地方住，不會露宿街頭。父親生前真的實現了。

憶起當年父親拾荒的日子，面對同學的冷嘲熱諷，自幼敏感又自卑的我是個自閉症兒童，從小就會察言觀色，也比別的孩子更早嚐盡人情冷暖。就學的那段時光一直很自卑，離開校園多年後，接到同學會邀約的電話，我回絕了；我想切割那段記憶，就當作不曾發生過。然而心理師鼓勵我：「沒有任何過往是可以被切割的，逃避的結果它總會在你獨處時不經意浮現，造成更多痛苦；何不勇敢的去面對，看看同學現在的樣子，或許你現在的成就會排在前五名；你更應自我勉勵：如果沒有那段父親拾荒、同學冷嘲熱諷的過去，就沒有現在奮發向上、力爭上游的你，在物質上也比別人更懂得知福惜福。你應該感謝是過去造就了現在的你。」在專業又耐心的聆聽和心理分析之餘，我將人生另一段父親過世時最痛苦的記憶娓娓道來……我的姐弟在學校成績都是頂尖的，母親常引以為榮；在家中排行老二的我有學習障礙，當學校老師和全世界的人都放棄我時，只有父親把最多的關愛和鼓勵給我，如果家裡有魚或好吃的東西，父親總是把我喜歡吃的先夾給我。

當我摯愛的父親離開人世間，我第一次經歷生命中的生離死別；父親是我唯一的依靠和精神寄託；不論我遭遇任何挫折和委

屈，刻骨銘心的失戀或因意外受傷進行全身麻醉的手術，唯一讓我有求生意志，永遠讓我放不下的就是我年邁的父親；父親的離開讓我痛不欲生；我的喜怒哀樂再也沒有人分享，從小到大所有的努力都是為了要讓父親過更好的日子，忽然間不知道自己存在這世上的意義和價值，我……崩……潰……了！我在馬X醫院接受精神科治療，抗憂鬱、鎮定劑、安眠藥讓我每天昏沉，記憶力急速衰退讓我無法上班，甚至服藥之後說過的話，完全想不起來。醫生說這是藥物的後遺症，停藥之後會改善，藥物讓情緒維持在亢奮狀態，生性節儉的我一反常態，不停的上街購物，信用卡全部刷爆（按：抗憂鬱藥物造成躁症）這樣的日子過了一年。有一天，我問自己：這藥我還要吃多久？一輩子嗎？但是它治標不治本，讓我大腦無法正常思考，它陪伴我度過情緒最低潮的一年，但是我還要依賴它多久？藥物如何能解心痛？

我終於決定停藥，開始把那最傷心難過的痛埋藏心底，當作永遠的祕密，如此封藏的祕密，伴隨而來的代價很大；我害怕孤單、害怕獨處、害怕沒有人陪我說話時不知如何是好。最怕回憶湧現，每一個回憶都讓我害怕，獨處時會莫名的恐慌，沒人懂我對孤單的恐懼，更無從解釋原因。我不斷的換男友，他們是大海中的浮木，抱著木頭只為了不想溺水，無從選擇木頭好壞，就是不想一個人。然而這些症狀在諮商療程結束後竟不藥而癒，我開始拾起毛筆、畫筆，這些東西曾經是父親與我互動中情感連結最深的記憶，心理師說不要害怕、不要逃避、不要封鎖記憶，想哭就哭，哭到心不痛了，要學會面對現實，父親已經不在的事實。

現在的我不再害怕孤單，可以一個人逛街，慢慢愛上獨處，當憂鬱或回憶湧現時，在諮商過程中已學會坦然面對及釋懷。當我了解「邊緣人格」是自幼未受到妥善照顧所形成潛意識的焦慮不安、害怕被遺棄，我開始慢慢學會和邊緣人格相處，我會陪伴自己也學習傾聽自己內在的聲音，沉澱之後再自我分析；我明白自幼缺乏的那一份愛和安全感其實是可以自給自足的。

我曾是滿身泥濘的毛毛蟲，曾經萬念俱灰的想要放棄生命，在奮力掙扎蛻變之後看見生命的曙光，這種感覺像是重生。不論你遭遇任何挫折，不論你是憂鬱或經歷任何傷痛，抑或者和我一樣痛失最摯愛的親人，覺得生命頓失依靠和盼望，如果你曾和我一樣想要放棄生命，建議你不妨再給自己一個機會，心理諮商可以讓你生命轉彎看見新的出口，希望你和我一樣得到重生的感動和喜悅，或許我的父親在冥冥之中安排我去心理諮商，讓我知道雖然他不存在這世上，他希望我能走出屬於自己的道路，創造自己新的價值。諮商過程安全專業，沒有宗教色彩，我個人諮商療程已結束，希望藉此文能讓任何身處人生谷底的您不要放棄，給自己機會。

個案分析：邊緣人格的成因

個案雖從小受父親疼愛，但父親終需在外拾荒養家，照顧個案的關鍵就落在母親身上，身障不必然缺乏愛人能力，但母親婚後的自怨自艾透露的是自卑及對丈夫職業的不滿。夫妻失和不僅對孩子產生影響，個案諮商時透露母親缺乏愛人能力及對情感的冷漠，自幼經歷無數回的情感疏離，該是導致邊緣人格的主因。個案耿耿於懷的表示，父親在養老院咬舌自盡後，母親冷酷的說：「那是他自己的選擇。」

邊緣人格的諮商過程

缺乏興趣嗜好：個案表示，沒有太多嗜好，甚少出席公司聚餐和員工旅遊，唯一的生活重心就是男友，這確為邊緣人格者的典型生活樣態。嬰兒的本能生理需求是母奶，心理需求是被悉心照護，沒被餵飽的嬰兒會營養不良，影響發育；沒被悉心照顧的嬰兒會導致終生渴求被愛的邊緣人格，渴求過程會忽略發展自我興趣，他們在懼怕孤獨中可能無法專注於事業發展，唯一讓他們穩定情緒，獲致生活重心的是情人的陪伴，如此忽略自我成長，將生活重心全靠向伴侶後，已鑄下情侶分手或夫妻失和的潛在因子。

自殺：在主觀感受「再度」被遺棄後，就可能自我了結，為何是再度？因為幼時如未被照顧，就曾「主觀」感受被遺棄，人被遺棄後的極度恐慌，可能擔憂痛苦經驗會持續進行，想到每晚都需伴隨寂寞入眠或失眠，自殺行為就可能啟動。此個案就是在男友（依附對象）企圖分手，被遺棄後不知如何過活，先賣掉房產後，打算結束生命。自殺當下會有些許意念或畫面盤旋腦海，是否有親人令其不捨？是否仍有子女需要照顧？是否仍具生存理由？對此個案或邊緣人格者而言，母親、家人對她漠不關心，平日自我封閉，沒有知心朋友，缺乏興趣嗜好，當情愛消逝，沒有留戀空間，佛洛依德的「死之本能」就因此啟動。

諮商後的結果

記得個案首回前來諮商就泣訴一切遭遇，諮商進行一個月後，男友發現個案情緒異常穩定，主動要求陪同諮商，逾兩月在一次激烈爭吵後，毅然決定與男友分手，這兩個月內我鼓勵她試著自己逛街，靜下心來面對孤獨，向能信任的朋友談心，邊緣人格者的戀愛困境是理智上明知對方不適，感情上因依附無法斷然分手，個案諮商後具備自我照護的新武器後，不再情緒失控，自傷自殺，如今決然分手已不再困難重重，這位每隔一陣子情緒低落時仍前來諮商的個案，兩週前還說：「活著真好。」

仍前來談話的主因是對父親晚年因病乏人照顧被送至養老院，情緒失控被綁在床上，痛苦難當咬舌自盡，終至飲恨而亡慘狀仍歷歷在目，個案痛責自己未盡孝道，沒有適時保護曾疼愛她的父親，沒有毅然辭去工作陪伴，一切悔恨並未隨父親的逝去而止，數月前的企圖自我了斷似乎也隱含著愧對父親的自我救贖。經過長時間的情緒宣洩與企圖緩解其過度自責，個案似能降低對父親的罪惡感，目前的她常在我主持的臉書邊緣人格團體中熱心關懷與她當初同樣陷入情傷的「戰友」，當能同理他人，伸出援手時，就會朝心理健康之路大幅邁進。

臉書內的邊緣人格團體對與家庭疏離的個案相當受用，彼此藉著相互了解，不再覺得與眾不同，更不認為自己是被標籤化的「恐怖情人」。時時刻刻在臉書的交流，不時舉辦聚會，如此互動甚至比家人還親，她前陣子無奈的問：不時關心著臉書團體動態，這樣正常嗎？我說這是依附，但這樣的依附利人利己，有家的溫暖，是好事一樁。

這位個案在一年後，看到有位與她當初相同，面臨生命交關當頭，但選擇離開人世的鄰居，有感而發，在臉書寫下以下文字：

昨晚接獲一個鄰居跳樓自殺身亡的消息，我一夜未

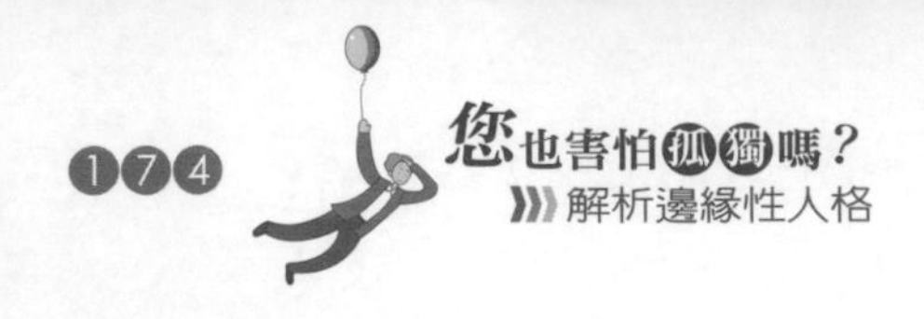

眠。

「心靈的腫瘤等同於癌症」，身體的疾病有跡可循、有儀器可追蹤，心靈的疾病易讓人忽略，甚至缺乏病識感，後果往往也更令人難以承受和收拾。他罹患憂鬱症，極需倍受關心，時常上演自殺，然後獲救，所有的鄰居早已司空見慣；這一天他致電給警局，報案有人要跳樓，然後爬上住家花檯作勢要跳樓，警消速度之快，氣墊床立刻充滿氣等待救援，這時他不想跳了，奮力想爬回欄杆裡，不慎墜落，掉在氣墊床以外的地方，送醫不治。

我憶起自己曾經萬念俱灰、生命失去盼望，從小到大，我埋怨我的出身、我的長相、我的生命種種經歷，你若問我有什麼值得感謝的事？我告訴你：真的沒有！現在，我感謝我的出身，所以我比別人更有憐憫心、更知足惜福；我感謝我的相貌平平，讓我的客戶沒有任何防備心，業務得以進行順利；我感謝我如此平庸，以至於我沒有任何好高騖遠的想法；我感謝我生命中遇見的每一位朋友，他們用愛和關心來陪伴我，給我正面的力量；如果你願意開口求救，願意轉念，其實絕處可以逢生，只要你願意靜候黎明前的曙光。

看到這位個案的大幅改變，我去年（2013 年）介紹一位優秀男士，彼此交往半年後，目前正籌辦婚禮中。

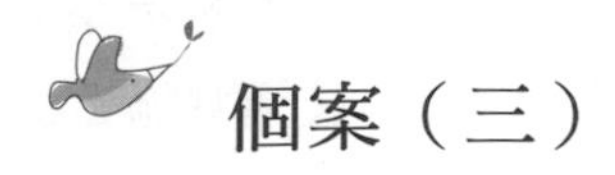

個案（三）

從小學開始，因為父母做生意的關係，早上起床父母還在睡，我睡了父母還沒休息。就這樣，日復一日年復一年，很少有機會與父母相處，總是起床後自己坐公車到爺爺奶奶家吃早餐，然後上學；放學了，也是在爺爺奶奶家吃完晚飯後再坐公車回家。回到家父母還在忙，所以一切自理……而與爺爺奶奶的相處也僅吃早晚餐時的相處。母親總愛跟我玩「你不是我生的，是撿回來的」遊戲，即使我已痛哭流涕絕望的跪在地上祈求「我是她生的」，仍將我一把推開或是轉而要求我做想要我做的事情。孩童時常在想「如果我是撿回來的，那我要去哪裡？如果我不待在這裡，我要去哪裡？」這是一種很恐怖的感覺。父親是大男人主義的人，對人說話總是「頤指氣使」，自小未曾獲父母親的認同或讚美，不論我做什麼，總是被嫌棄、嘲笑或譏諷，就連考試99分，他們的回答也是：「就連最後1分也考不到！？」

記得小時候只要跟同學衝突，不論事情大小、不問發生原因、不管過程如何，他們第一個反應就是我的錯！而傳統的教育不外乎打罵，甚至打小孩給別人看，殊不知有時我只是被欺負而自保反抗。這養成了我的沒有自信，總覺得自己錯了的心態。

這是種深層的孤獨感，總自問：「我該怎麼辦？」我焦慮著，也更謹慎的說話及做事，甚至委屈自己，做自己不願意做的事情取悅父母，希望他們多給一點愛。慢慢的，我養成了「邊緣性人格」，變成一個好競爭、極度敏感、沒有嗜好、控制慾強、常焦慮沒自信、無法獨處卻又害怕親密的人。

長大了，交了女朋友。我很霸道，一切都要掌控，無法接受打電話找不到人、對方遲到、對話回應得太慢、跟我講電話還會做其他事、在一起時老是看手機、總是讓我感到被晾在一邊、無法在假日陪伴我……以上事情都會造成暴怒，而指責對方的不是，讓對方感到自責且痛苦，其實最終的目的是企圖證明我在她心中有一席之地。因無法忍受片刻寂寞，而造成我對愛情的反覆，我痛恨自己，卻無法自已，或許這是對方離開的原因之一。當對方真的離開後，我慌張、焦慮、哭泣、示弱、道歉，因為無法接受身邊沒有「她」，一直走不出來，開始懷疑自己是不是病了。走投無路時，因緣際會下，我找高育仁老師心理諮商。

初次協談後，被診斷為「邊緣性人格」，這些年來一切的事件得到了合理解釋，我的害怕、暴怒、不耐、孤獨、反覆，都得到了合理解釋。諮商中釋放了從小不敢提及卻又很受傷的父母「疏於照顧」，我了解唯有自己照顧自己才能照顧別人，我嘗試著學習。我也參加團體諮商，透過別人的自述，我發現原來我不是孤獨的，有好多的人跟我一樣，他們的感受、他們的孤獨、他們的無人理解，我都懂，我真的都了解。

「豐富自己，學會獨處」這八個字好像很簡單，但做起來真不容易！邊緣人格的人沒有嗜好，要學會「豐富自己」是一件很勉強的事情，我嘗試自己出門、運動、看電影、看花燈、賞櫻、照顧自己，我強迫自己要有一些興趣，包括了運動、攝影、看書，而在執行這些興趣時我同時也承受著孤獨感。在學習獨處時也與孤獨抗衡，孤獨是恐怖的！正如我首次獨自賞花拍照時，雙腿不自主的抖動，只因我孤獨的站在人群之中，我很害怕。

每當孤獨如潮浪般襲來，承受不住時，會想起「依附對象」，我感到焦慮，而只有她可以解除我的焦慮，我一再的培養興趣、一再的焦慮，我甚至懷疑我一切的努力只是「勉強」而來的。我的狀況就在起起伏伏之下歷經數月。練習是很重要的，我經過了長時間練習，剛開始真的很困難，每每有放棄念頭，總是勉強自己要忍耐、要堅持，但同時也害怕空閒時，焦慮又隨之而來，長時間的練習讓我逐漸地熟練找事情給自己做、逐漸地熟練安排假日空閒，當然，狀況總是起起落落，有時很驕傲自己一再的突破，有時卻懷疑自己改善的程度。

每每懷疑自己時，需要心理師專業的判斷，我的近況及心理的想法經過解讀與分析後，我更加的肯定自己的改變，也更加的堅定朝目標前進著，畢竟人是群居的動物，是人都需要伴，是人都需要愛，而在我們這個最需要感情的年紀，獨自一人的感受特別的深。情緒是一時的，過了就好，但是在你認識自己之前，你是無法控制的，甚至從未察覺，愈是了解邊緣人格，愈是知道自己一舉手、一投足，甚至一個想法，都可能包含「邊緣人格」的存在，而正是因為愈了解則愈熟練地時時的提醒自己「我不想再變成那樣」！

長時間的調適與準備下，我鼓起勇氣與母親長談，無懼的與她討論邊緣人格，這包含幼時在疏於照護下對我的傷害及影響之深，由於自我了解及信心的增強，開始拒絕父親的頤指氣使，清楚的設定界線是對邊緣人格最佳的處理方式，除了改善自己之外，我也開始學習尊重自己、保護自己，讓自己活出自己。

這重生的感受讓我覺得很幸運，認識了自己。我正長足的改善中，我目前過得很好，這是一輩子的課題，如果您與我有相似的困擾，請「豐富自己，學會獨處」。

個案分析：邊緣人格的成因

早期農業社會少有憂鬱症或邊緣人格，因為嬰兒出生後，通常由母親照料，然而許多現代家庭父母須出外工作，這位個案的父母甚至經常早出晚歸，遲至孩子上床後才回家，委由爺爺、奶奶帶，但也僅吃早晚餐才相處。這樣的隔代互動，缺乏男女主人坐鎮，不易產生家的溫暖，如此日復一日的獨來獨往，孩子不盡然產生心靈痛楚，但長久的孤單會漸次融化活潑熱情的情緒，轉為冷漠，與對他人缺乏信任後的莫名憤怒。

父母發現個案特別怕被指為「不是媽生的，是外面撿來的」時，會特別失控痛哭（情感脆弱、分離焦慮的孩子對這些可能被遺棄的話語特別敏感），竟火上加油的增強分離焦慮陰影以添家庭娛樂；鼓勵孩子除能增強自信外，也能增進親子關係，個案父母卻在孩子考了 99 分都不滿意，這樣的家庭氣氛與親子互動勢必帶來許多負面心理動能。

邊緣人格的諮商過程

邊緣人格的負面心理動能與幼時所累積的莫名憤怒通常會在日後與伴侶交往中一一顯現，這位個案對女友的霸道、掌控，無法接受打電話找不到人、遲到、回應太慢、感到被晾在一邊、無法陪伴……都會造成暴怒，甚至讓對方感到自責且痛苦。一般人對這種情緒化的反應，不僅無法理解且認為不可理喻。我們試圖拆解此行為背後的意涵。

邊緣人格者的特質是因幼兒期被照顧不周，有了情感的分離焦慮後，一旦戀愛就與伴侶產生依附關係，此種關係常見於母子

（女），然而個案因缺乏母愛，會將此潛在需求投射至情侶身上，如此的投射會自然將伴侶視為第二母親以補償過去母親未充分給予的愛，這種將對方視為母親的愛必然會因曾遭受嬰、幼兒期母親照顧不周的被遺棄陰影，轉而將憤怒投射至第二母親，因此當電話找不到人、對方遲到、對話回應得太慢、跟我講電話還會做其他事、在一起時老是看手機、總是讓我感到被晾在一邊、無法在假日陪伴等，這些幼兒期殷殷盼望母親前來擁抱卻無法獲致的絕望等待之情，都被視為二度傷害。當伴侶無法忍受此情緒化指控後，關係上就出現不斷拉扯、煎熬，最後導致分手。

諮商後的結果

這位個案說：「前來心理諮商後，這些年來一切的事件得到了合理解釋。」邊緣人格者的痛苦之一是，他們清楚以非理性行為處理感情問題終究會造成對方困擾與傷害，但當那莫名的情緒與憤怒一旦被激，就一發不可收拾。在感情不斷的分合後，如果發現問題來自幼兒被疏於照顧的經驗，自己並非隨時爆發憤怒情緒的始作俑者後，他們會將自責與對伴侶的罪惡，轉化為自我的深層了解並配合專業治療，待治療過程產生療癒，自我信心提升後，就漸能克服孤獨陰影，便能以嶄新態度與人談情說愛。

這位個案在諮商後，開始連串的自己出門、運動、看電影、看花燈、賞櫻、照顧自己，強迫自己要有些興趣，包括運動、攝影、看書。我告訴他：將來要想維持正常的情感關係，須先學會自我照顧，不能自我陪伴者，他人是不會願意與你為伴的。我認同個案提出克服邊緣人格祕訣「豐富自己，學會獨處」，這是邊緣人格心理諮商的終極目標。

這位在家從小居於弱勢的個案，結束諮商兩個月後透露，由於自信心的增強，對父親已習慣頤指氣使的大男人主義強勢態度會適時做出不能認同的回應，他發現父親已有所收斂。此外，個案也在適當時間主動找母親談在諮商過程中對幼兒期曾受過的傷害，其目的並非炒冷飯、興師問罪，而是釐清可能的誤會及讓母親有解釋，甚至道歉的機會，這樣的主動討論在此個案與母親關係上顯然有正向效果，母子關係比過往更為親密。

這位個案已於 2013 年中結婚，且因改正過往態度，目前婚姻美滿。

個案（四）

有記憶以來，外婆家就是我家。與外婆同進出，同睡一張床，我就像外婆的影子般，生命繞著外婆轉。她出外打麻將總帶著我，我的玩伴就是自己。穿梭在外婆各個朋友的家，就像是我的遊戲場。對外婆的依附使得我異常抗拒上幼稚園，曾因懼學要外婆在校陪讀半年才適應了環境。當時外婆是我的世界，我的唯一。為何沒與媽媽同住？媽的兩難我懂。身為職業婦女，不得不將我託給外婆照顧，這是她當時最放心的決定。快上大班時我才回到自己家，開始適應與爸媽生活。起初每回到外婆家我總是淚眼婆娑，小小的我似乎有訴不盡的委屈要說給外婆聽，與她分開時又難捨到似乎不會再見一般。隨著時間的推移，小孩的忘性是快的。我很快在自己的家中開始建立新的歸屬感。

爸媽不是不愛我，我小時是茶來伸手飯來張口的大小姐，回家總有奶奶的熱飯等著我們。但我不知為何總有淡淡的疏離。小學五、六年級就渴望交異性朋友。小朋友的甜蜜約會在西門町看電影、吃冰外加魷魚羹。這種純粹、初榨、沒有加工的酸甜滋味彌補了我需要的親密。國中三年我的回憶就只能用「聯考」二字帶過。畢業後，我開始了高中女校的住校生活。經過與外婆的分離糾葛，團體生活對我來說再也沒有小時候的不適應，似乎已免疫了。求學期有長達七年的住校經歷，這些生活也讓我提早習慣了獨立自主。也因此，父母用他們的方式愛我，但我們很少、幾乎沒有多少機會能溝通心裡的話。我想說的話、我的挫折、我的情緒都放在心裡自己消化。

畢業後順利進入職場，幾年的職場生涯下來，增加了自己交友的寬度及廣度。在轉換幾個不同異性朋友的當下，我從某個對象身上找到了自己從小到大渴望追求但都不曾擁有過的熟悉、親密及歸屬感。「他」喚起了我幼年時許多模糊的需求，甚至他身上的熟悉味道都化身成了幼時安撫我睡覺的小毯子。聞到他的味道，我就會感到放鬆、安心。一次在香港機場的分離，出境後的我面對隔在外面仰頭揮手的他，竟然頓時潸然淚下到無法自已。

幾度的轉頭回首，他依然站在原地目送等我的背影離去。只是台灣、香港的一小時飛行里程我不知自己當時為何失控至此。我與此對象交往了近十七年，這當中他超越了多重角色，他已是我生命中的印記，也是我人生中不會磨滅的經歷。他極度的呵護、疼惜我，鼓勵我做自己、當我情緒的出口及幸福的來源。他是引領我社會化過程中的教練，也是讓我從各種不同角度看事情的帶領者。如果說人一生當中有所謂靈魂伴侶，頂多也不過如此了。

這段情感有多甜蜜就有多苦澀，原因是我處於擁擠的三角關係中。曾嘗試了結，試著走出去尋找真正完全屬於我的感情。但在一次意外事件中，我尚未完全開花結果的新戀情就戛然而止，心碎的我持續了對他的依附，他再度彌補我心中情傷。至此彼此都認為會走下去的承諾是默契，也是共識。但是後來幾年中，我們一次次極端又憤怒的衝突消磨殆盡了彼此的承諾。三年前的某一天，他靜悄悄的將屬於我家的鑰匙放在我的玄關桌上取代了他難以說出口的道別。而在心情極度低潮及自我封閉下，埋首於工作一年多後，被診斷罹患初期乳癌。雙重衝擊下，不得不開始正視自己這三年來一直走不出的分離焦慮。

在一次極度低落的中午休息時，我看到了高老師的部落格及邊緣人格心理分析文章。這當中有我相當熟悉的片段經驗，似乎針對我分析一般。我驚覺到自己的問題是需要諮商的，於是我求助於心理諮商。經過數次的對談，我理解了許多自己莫名其妙的複雜情緒。當時為什麼會如此反應激烈？為何如此身陷長時間的不正常感情而無法自拔？透過深層回憶，好像將自己的人生重新走過一回。過往對某些關鍵時刻的決定始終迷惘，諮商後終於豁然開朗。同時我也在高老師的鼓勵下與母親深談，解開我心中沉重心結，向母親坦承自己過去的感情。回首過往，對於走過的一切，我珍惜曾經擁有。對於目前的一切我釋懷且了然於心，我準備再度往前走，生命就是一趟不可逆的旅程。累了，我們可以休息，停頓之後再出發，前面是沙漠或綠洲，唯有你走到才能經歷。人生，儘管放膽走就對了！

個案分析：邊緣人格的成因

這位個案從小由外婆照顧，仍記得上幼稚園時有長達半年的分離焦慮，須外婆陪讀才能適應，直到回父母處仍須面對離開外婆的煎熬。很多託人帶的孩子如此經常經歷與依附對象異常分離，內心所產生的不安感，是邊緣人格形成的雛形。

邊緣人格的諮商過程

這位個案小學五、六年級就出現想交異性朋友的早熟，透露幼小心靈欲藉著與小伴侶互動排解孤寂，也顯示幼時個案家庭的欠缺溫暖。接下來長達七年的住校，與家庭連結更是疏離，因此個案說：我想說的話、我的挫折、我的情緒都放在心裡自己消化……，當心中積存許多酸楚無處宣洩後，感情表達就可能出現各種問題。

職場中，認識已婚的年長主管具備內心長久以來欠缺父愛的特質，這樣的心靈填補讓她陷入煎熬，邊緣人格者的最大罩門是因害怕空虛所面對的感情脆弱，如有人能像母親般，讓她有被愛及克服心靈深處的寂寞，可能無法顧及被人指摘的「小三」罪名，甚至明知保守的父母嚴拒女兒有此作為，個案仍毅然與對方苦戀了十七年，然而邊緣人格特別無法與人共享愛侶的特質，終因情緒時時被分離焦慮所困，長久的情緒吵鬧終於分手。我曾與個案討論，如果成長於溫暖健全家庭，沒有邊緣人格的情感困擾，當初會陷入三角關係嗎？

諮商後的結果

首回諮商會先請個案做「憂鬱症、邊緣性人格、焦慮症自我檢測」的簡易測驗，一旦確認為邊緣人格，我會建議每天做一小時的室外運動，記得這位個案的第一反應是平日工作實在太忙，回到家都七、八點了，拖著疲累身體，且根本沒運動習慣，這種建議無法配合。由於第一回的談話與個案已建立信任關係，再次要求至附近學校運動，第二回諮商結束後，終於按指示，下班後晚間到學校跑操場，她說運動後的感覺奇佳（與其他個案反應一致），身體舒暢外，短短幾天，體內似乎出現意想不到的動能。近兩個月後，她除將運動視為每天必做功課，例假日會主動爬山，認識新山友。

由於自認有段不光彩的愛戀關係，個案已習慣將心事藏於心中，抑鬱的結果，連癌症都上身，除了鼓勵跟好友聯繫外，也希望與關心卻有些疏離的母親坦承那段已結束的感情，兩個月來的心理諮商已建立新的信心，不斷的運動、爬山已更能克服邊緣人格害怕的寂寞孤獨。

個案（五）

2011 年 10 月某一日在一通聲嘶力竭的通話中，我解離了，不知道自己已踩上圍牆欄杆，就在那生與死的一線之間，一股強大的力量從後面環抱著我將我扯下。一位女同事正準備要往洗手間方向，聽見我的嘶吼、看見了我在那邊緣之際，成為我人生中最重要的一位貴人。

我的人生已不知道如何走下去，腳上彷彿綁上千斤重的鉛塊捲進那強大的漩渦，無論有多少人伸出雙手要將我拉起，不但拉不起，甚至還拉下了他們，他們對我的無力感最終害怕會被捲入我那不知多深沉的漩渦中，不得已最後也放棄了我。

太痛苦了，我不想再那麼痛苦了，撕裂，就是撕裂，我的情緒、我的精神、我的心靈，無時無刻撕裂著。停止痛苦也好，最後的求生本能也好，讓我找到了高老師。我第一次看到「邊緣性人格」這個名詞和解釋久久不能自已，彷彿在診斷標準中，被一條條量身訂作出來，我決定試著做心理諮商。

那是一個綿綿細雨的晚上，下了好幾天的雨，空氣都是霉味，就是這樣的心情我靜靜的寫完心理測驗，高老師一一的確認了我每一項的答案，確認了我的重度邊緣性人格，完全沒有意外的，所以我還是保持著從容。

在老師的引導下，訴說著近期的故事，就好像只是在講別人的故事那樣，第一次我覺得有人了解我在說什麼，可以告訴我我為什麼會變成這樣，接下來一路的心理諮商，成為了追尋自我心靈的一段旅程，到了最後我才知道是為了救贖我那幼年受創至今仍未長大的小女孩。

母親的原生家庭因為有太多孩子，所以將母親送給別人養，國小畢業後就送去礦坑工作賺錢，一到成年就被安排相親，嫁給了大了她快 20 歲的外省軍人。自有記憶以來，父親退伍後開計程車，時常在眷村打麻將，我的母親就帶著我一天到晚去抓賭。最記得有一次我一個人在計程車後座，母親氣憤的在父親面前拿了一塊大石頭往計程車正前方擋風玻璃砸，那一瞬間，後座的我看到破碎的玻璃全面性的朝我飛來，至今我還忘不了那恐懼，小女孩一直哭泣，母親卻用台語大聲怒吼：「說你又不是死老爸死老媽，你是在哭三小！」

我小的時候父親常愛逗我，都說我是外面垃圾桶抱回來的，而母親在旁邊就會幫腔演戲；父親賭博，母親就抓賭；父親沒在家，我的母親就只會看電視和煮飯；家裡永遠都是髒亂不堪，而我也成為電視兒童，很少與家人有什麼說話和互動。不知道是否因如此，我才不善於與人溝通。從小到國中的求學過程，母親只要父親賭博，就會失控砸爛家裡的東西。我不乖，就是體罰，黃色水管、衣架、棍子，任何身旁抓得到的東西都可以是武器；直到國中，手臂仍有一條條的瘀青。

求學過程中，不知道為什麼我總是不討老師喜歡，小二有一次班上有同學掉了錢，老師想出了一個辦法，要全班給她量脈搏，因為偷錢的人會緊張，脈博會跳得最快，最後，她量了我的脈搏對著我和全班的面說：「就是你，對吧！」

我的小學記憶中沒有一個讓我覺得溫暖的老師，我總是納悶著為什麼都不喜歡我呢？同儕間無論我怎麼努力或討好，為什麼總是也沒有溫暖呢？國中老師似乎都能接納我，但是我在同儕之間覺得愈來愈辛苦，我好需要朋友，無論我怎麼付出討好，都不如我所願。

專一最好的朋友被我發現和我喜歡的男生交往，且她知道我喜歡他，我斷然跟這好友絕交。我開始自己打工賺錢養自己，開始談感情，感情是我的全部、我的重心。有個人可以陪伴我，感情讓我覺得好溫暖，因為只是感受到溫暖而壓根沒去想對方是個怎麼樣的人，適不適合自己，所以每一段都很短暫，每一段我都可以痛得無法自已，靠著抗憂鬱藥把日子撐下去。

我甚至對朋友講過一句話：當我男朋友很簡單，只要能陪我吃飯就好。現在想來多可笑，這是多麼的困難，哪個男人有空可以天天陪你吃飯？出了社會工作，那年我 22 歲，我懷孕了，奉子成婚，先生那時也才 23 歲，那時覺得彼此相愛的兩個人有了孩子有了家，是多麼幸福的一件事。

不過現實終究是殘酷的，太多現實問題的考驗，愛情總會消磨殆盡，那時的我們都太年輕，太多的壓力會尋求酒精的麻醉，但喝了酒之後他會變成魔鬼，發酒瘋、家暴或強暴。但酒醒後的他又變成那個好好男人，酒醉比清醒時多，他也必須靠抗躁鬱症藥物和安眠藥，當酒精、藥物和大量安眠藥都無法入睡時，女人就會有生命危險，只能一次又一次把自己關在廁所打電話請朋友來家裡救我，為了孩子，始終撐著這段婚姻，不過兩年的婚姻，就在抓姦在床中落幕了。

離婚後，獨立扶養孩子重新回到職場上班，很自然的結交異性朋友，也開始談戀愛，但只要對方沒有符合我心中期待，約定的事沒做到、約會遲到，我就會勃然大怒，甚至提出分手，而當對方無回應時，情緒會接踵而來，無法接受對方真的會離開。幾段感情下來，我愈來愈不穩定，甚至小孩不符合期待時，我會對著他大罵：我討厭死你了，恨死你了！甚至失控的打他，無法控制自己的情緒狂揍他。像綠巨人浩克一樣，一旦情緒爆發，就會摧毀一切東西。某天冷靜下來，發現我根本就是我媽的翻版，眼看著小孩愈來愈沒安全感，眼看我正複製下一個我，我不要我的孩子跟我一樣，不希望他長大跟我一樣痛苦，因為我是如此愛他。

極度沒有安全感、敏感、情緒多變，我時時刻刻都只想像橡皮糖般黏住對方，對方沒有以我為優先考量就會動怒，甚至自殘，且欣賞自己的傷疤；害怕被遺棄就先提分手，等真的分手後又忍不住發簡訊乞求回應。我困在情緒中，吞噬了自己。感情只要一潰堤，我的生活也就完全崩塌。

為了孩子和自己，我接受了高老師的治療，開始察覺我與常人不同，我的自我存在感幾乎不存在，害怕孤獨和寂寞，需要從別人眼中反射出來自己的影像才確認自己存在，在感情中會不停的找事驗證對方是否愛我。我沒有興趣與嗜好，人生的唯一寄託就是感情。

心理諮商是一趟自我追尋的旅程，讓我知道原來童年對一個人的影響是如此深遠，我不知道原來我心裡住著一位小女孩，且傷得是如此的重，至今都未長大。我開始陪伴她、安慰她，開始跟她說話，開始自己陪伴自己。我以前覺得一個人看電影很恐怖，30 歲才開始自己看電影，原來其實沒有想像中可怕。試著一個人逛街、到誠品看書，一個人吃飯，從嘗試、練習、懷疑，到享受，真的不容易。畢竟不穩定才是邊緣性人格最穩定的特質，就是要一遍又一遍的練習讓自己穩定。而當浩克即將出現時，會先自我分析後，試著沉澱自己，雖然不會每次受用，但狀況慢慢地好轉中，最明顯的是我已不再打罵孩子。

希望所有跟我一樣為邊緣性人格所苦的人，都可以開始擁抱自己、陪伴自己、相信自己、肯定自己！

個案分析：邊緣人格的成因

我的邊緣人格個案中，約有七成為中度，三成為重度，既為重度，其形成原因也會是重度：「母親氣憤的在父親面前拿了一塊大石頭往計程車正前方擋風玻璃砸……，家裡永遠髒亂不堪，而我也成為電視兒童，很少與家人有什麼說話和互動……，我不乖，就是體罰，黃色水管、衣架、棍子，任何身旁抓得到的東西都可以是武器；直到國中，手臂仍有一條條的瘀青……」。

判別邊緣人格的中或重度，達 DSM-V 九項診斷標準中的五項為重度，我認為三項以上可判為中度，我們再試著看本書第 8

章所提，邊緣人格的五項形成因素：

1. 0 至 3 歲嬰幼兒的照顧品質。

2. 3 至 12 歲孤單的童年經驗。

3. 童年的分離創傷經驗。

4. 家庭的不良氣氛。

5. 父或母為邊緣人格者。

如為重度邊緣人格者，我的經驗是這五項會毫無例外的符合，中度則或多或少符合二至四項，因此心靈被過度踐踏與蹂躪，會導致心理創傷的更加嚴重。這位個案就成長於極其混亂的家庭中，長大後邊緣人格所引發連串的情緒、行為、思考的嚴重失控，幸好在往下跳的那一刻被救下來。

邊緣人格的諮商過程

自我覺知是邊緣人格心理諮商的重要目標之一，無法感受自我的存在，會出現自我認同障礙，既然缺乏被愛的溫度，人就不能感受存在。我在諮商初期一起與個案感受那不堪的童年往事，那無助、孤單的幼小靈魂，是如何在父母不當的管教中嚴重受創，當痛苦經歷能在諮商過程中獲得同理，就能找到宣洩出口，也能建立初期的信任關係。

在惡質家庭成長的孩子，他們心中似乎都能聽到一股逃離家庭的魔咒，青少年階段就會被此魔咒牽引，結婚是最好的逃家方式，也是對原生家庭交代的最好藉口。然而魔咒畢竟會帶來更多傷痛，在他們未能學會經營家庭、教育子女前，原生家庭的夢魘仍會像魔鬼附身般揮之不去，持續那悲慘的命運。

既然個案願給自己一次難得重生的機會，我們心理工作人員

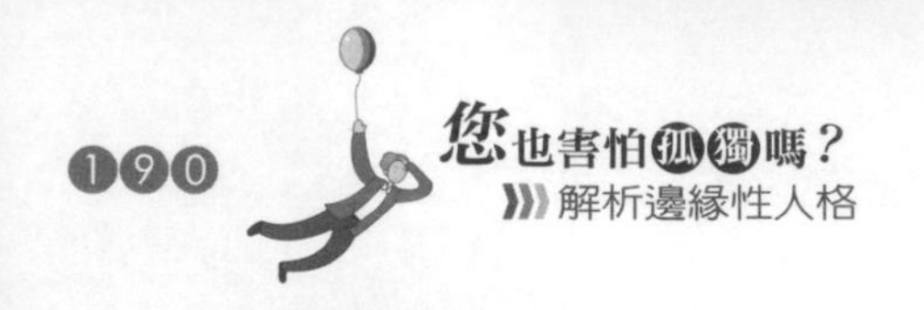

就該積極協助，開始一起檢視過往感情處理的問題所在，在愈來愈了解這一切並非她所造成，也非她該負責，自我覺察後，就須對未來生命負責。當務之急是應以更多理性面對感情問題，不能再像以前，只要有人陪伴，且願唯唯諾諾聽從指令就頤指氣使的操控伴侶，或一旦依附對方就死心塌地毫無原則。諮商過程中，我前後見過她三位伴侶，目前她正與一位我曾接觸，且認為最能帶給她幸福並能跟她一起照顧孩子的伴侶穩定交往中。

諮商後的結果

每位個案在我心中都有不同的諮商目標，這位個案的另一目標是，我希望她要認清毆打、傷害孩子是萬萬不可的，幾乎每次都問她：最近會不會打孩子出氣？從初始的，還會、企圖控制中、變得較少了、已不太會打了、且跟孩子的感情愈來愈好，這是我作心理諮商的最大成就。

個案（六）

第一次割腕是國二的時候，往後十五年間，斷斷續續在身上留下深淺不一的傷口。但說起自殺念頭，回溯到小學約二至三年級，我曾經在家裡陽台鐵架上用力跳，希望鐵欄杆帶我掉下去，也拿過長睡褲綁在窗戶桿上吊（沒有成功，反倒弄破了一整面毛玻璃窗和滿手的血），家人完全不知道，我從來沒提過，因為覺得沒人會關心我。

每當我的愛情關係失衡，都無法克制自殘行為，彷彿只有肉體的疼痛才能移轉內心的痛苦，佐以尼古丁和酒精逃避現實；然而面對外界同儕，我又維持一種nice，且有主見的個性，表現理性和可人的形象，讓大家喜歡我。長期以來一直抗衡二個世界。

事實上，我一直用自己的方式長大，或說盡力的活著過日子。在每次墜入深淵後，就放逐自己的心靈和身體，在人海中找一根浮木漂著，雖然常失衡但也有抓住的時候，反覆爭吵後總有甜蜜，反覆看著情人離開後總有新的戀情。

然而愈是放任自己愈是不懂？為什麼我愛的人說被我逼瘋？為什麼說我反反覆覆？為什麼說我是惡魔？為什麼求我不要整他？……我完全聽不懂這些指控，我不壞，只想給他所有的愛，為什麼這樣形容我？我做錯什麼了？說錯什麼話？為什麼要離開？腦中盤旋千萬個「為什麼」。

後來，我無法照鏡子，只要瞥見鏡裡的女人，就覺得異常的厭惡。捷運上、辦公大樓邊任何反射材質的地方，都令人焦躁和心悸，好怕看到自己的臉，覺得她是魔鬼，她為什麼存在我心裡害我、瓜分我？我到底是誰？我好醜，好想哭，這感覺像墜入無底洞，好幾次我都覺得自己死了，但怎麼又還活著。

我在單親家庭中成長，父母從小就離異，我有記憶以來，沒被媽媽完整照顧過，遺憾或痛心的感覺並不常有，也許我早就認定沒人愛，所以也好像不在乎。小時候住在保母家，她家也是托兒所，白天有好多小朋友，到了傍晚，夕陽染黃了整片天空，大家陸續被接回家，我看著他們的背影，只有我還住在那裡，沒人接我走；我在保母家表現良好，大家都說我是懂事的乖小孩，我會說讓他們開心的話。

上了國小，有次在班上唱「我的家庭真可愛」時我哭了，不敢讓別人看到，我怕引起別人的注意。家裡爸爸很少注意到我，他用非常自由的方式養育我，小小年紀的我只有姐姐陪伴，但我們歲數差很多，相處不睦，她對我常有奇怪的要求和嚴格的態度。小學期間，在家大部分是恐懼和適應不良。媽媽偶爾會回來看我們，對話多是叮嚀和無法消化的關心。小四開始我有自己的房間，那陣子我幾乎把家裡跟我有關的東西都放在房裡，包含牙刷、毛巾、鞋子，確定它們是屬於我的，好穩固脆弱的安全感。

長大之後的每段戀情，都有些重複與失敗的模式。把不滿足的需求加諸在情人身上，渴望從對方身上得到愛，卻永遠都不夠，對方永遠做不好。老師教我要愛自己，自己灌溉內心的養分。

最後求助心理諮商，因為終於認清酒精、自殘和不斷的自我催眠，都無法停止黑暗的蔓延和侵蝕。從心理諮商中所了解的是，邊緣性人格併發憂鬱，從幼年時就有許多徵兆了。老師叫我運動，對我來說是不可能的任務，不管頻率或方式上都試圖討價還價，「人格是一輩子的事，有可能不吃藥、諮商聊幾次這麼簡單就改變嗎？」其實我也別無他法只好照做，記得第一次慢跑時，覺得全身都不對勁，好像內臟要震壞了，雙腿也很無力，但依然每天每天的出門跑，不敢懈怠。

隨著每週一次次的諮商，和不斷的運動，心情日漸平靜，中間暫停三週，沒想到再見面時我已快陷入另一波低潮，懷疑自己騙自己，為何要運動，漫無目的。老師及時把斷了線的風箏拉回來，讓之前的努力可以繼續。

男友其實早已經強烈說分手，但我不肯點頭，諮商兩個半月後，終於有勇氣鬆口說「好」，有能力陪伴自己，接受他的離開，沒有因為「感到被拋棄」而失控，心情一直保持在中間值。後來我們戲劇般的和好，邊緣性人格非常需要一段穩定的感情，我比從前更珍惜對方，尊重他的想法和做法，並且試著說出我的感受和我想做的事。重心放回自己身上後，一切都漸漸不同了，當兩個人的位置是平行而不再是包覆型的愛時，彼此壓力變小，相處之間多了傾聽和尊重。

療程結束的這天，高老師給我重測心理量表，比較前後差很多。曾經雙腳沉重的踩踏在生命的邊緣，跟我超過二十年的夢魘，回頭看看那段時光，我在諮商室說：「沒想到還活著，走過來了。」喜歡日劇「心理醫生」裡的一句話：「沒有跨越不了的過去。」我以前對婚姻抗拒，現在則希望有朝一日也能組成自己的家庭，擁有溫暖。很多時候我們無法選擇童年經驗、原生家庭或舊時的創傷，但我們可以選擇走往未來幸福的一條路。

個案分析：邊緣人格的成因

母親是人類出生後的育兒重心，父母從小離異後，這位個案由父親帶大，男性帶孩子難免缺乏耐性且粗心，對這位個案的邊緣人格形成而言，關鍵在於母親離婚後與孩子冷漠互動，僅偶爾回來探望失去母愛的幼女。當人無法感受家的溫暖，幼時未能感受父母充足的愛，心靈的溫度趨於冰冷後，就可能在小學階段企圖自殺，國中階段開始割腕，成人後將感情投射於伴侶。當伴侶未能像母親般呵護，就會情緒失控，出現嚴重的衝突，其實伴侶通常為不負責任父母扮演著替代羔羊的角色。

邊緣人格的諮商過程

猶記這位個案的主述困擾是，與男友數年來在吵鬧、分合的風雨中，近來對方認真提出分手，讓她不知所措，理智上知道這樣的經常彼此傷害，是該分手，然而感情上卻無法面對分離的撕裂，甚至有被遺棄之感。這是邊緣人格分手過程中的典型分離焦慮心理困擾，我請個案先藉著閱讀相關書籍、網路資料，了解此人格的各項訊息，目的是個案掌握對此症狀的知識後，不僅能自我療癒，且會因增強治療的認同，而配合每日運動等相關配套要求。我對此個案的諮商策略是加強自我陪伴的能力。

我們談到她在求學時期曾將心理學視為未來主要攻讀目標，然而卻因感情與個人情緒因素而放棄，在論及目前工作並非所嚮往後，我請個案思考是否可能重拾過往理想，重新出發。最後一回諮商時，她透露決定考心理學研究所。

經過我初次諮商的苦口婆心要求配合運動，有半數個案願嘗試，運動過程中是最好的自我陪伴與砥礪，這些個案也通常癒後良好，且短期內進步神速，這位個案就是最佳案例。

諮商後的結果

這位個案從開始無法接受分手，兩個月後，當能自我陪伴，有足夠的自信過有意義的日子，她冷靜且堅定的告訴男友願接受分手，這是男友意想不到的結果，彼此藕斷絲連的情感仍脆弱的延續著。同時男友知道她的改變來自心理諮商，男友令人意外的要求復合，並意識自己也有些待解心理困擾，為了彼此更好的未來，同意接著與我做心理諮商，目前兩人穩定交往中。

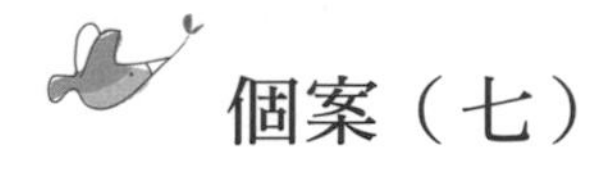

個案（七）

在還沒有接受心理諮商之前，我的生活重心就只有工作，除了工作，我不知道什麼事是有意義的，賺錢對我來說也不是特別重要，只是因為生活沒有目標也沒有方向。隨著年齡的增加，對不明的未來感到惶恐不安，因為我是家裡唯一的獨生女，很害怕一個人過生活，每天擔心老年時會孤苦無依，心裡沒有依靠，總是在開車上班的途中掉淚，為了滿足心裡的空虛，對自己的生活做了很多安排，總是想把自己的時間填得滿滿的，總是想把自己的精力消耗完畢，常常和朋友喝酒聊天跑夜店，酩酊大醉最讓我感到舒服暢快，用這種方式紓壓並且可以肆無忌憚的大哭，然後睡著！

我一直覺得我是為了別人而活：害怕工作表現不好，總是埋頭苦幹，就為了贏得賞識。一有負面評價，不滿的情緒就湧入心頭，開始懊悔自己怎麼那麼糟糕，並且開始陷入低潮，很沒有自信的過了好多天，當自己冷靜下來，才發現事情也沒有想像的那麼嚴重，人都有不完美，可惜知道了又如何，下一次仍然活在死胡同裡跳脫不出來；害怕達不到家人對我的期望，努力的工作，每當加薪時，我都會以炫耀的口吻和父母說：因為我想用薪水高低換取父母對我的好評價和讚美。

憂鬱症困擾了我七、八年，斷斷續續的回療養院看醫生拿藥，一直到今年7月我的婚姻出了狀況，在外隱藏多年的特殊性格，終於獲得釋放；我終於倒下了，有理由的可以倒下休息，有理由的可以放空不用工作，有理由的在病房裡好好的睡覺，當然

那是因為藥物的關係。同事都不敢相信，在他們面前樂天派的我，居然是憂鬱症患者，前來諮商才知道我有嚴重的邊緣性人格；好朋友也相當錯愕我居然在他們面前隱藏了那麼多年。

這次的婚姻狀況讓我痛苦萬分，椎心之痛是無法用工作上的挫敗、家人的責備，和母親的決裂來比擬的，就連唯一可以讓我冷靜下來的方式——割腕自殘也給剝奪了：我先生把家裡的刀片全部都藏起來。

聽到「離婚」兩字，我當下發了狂似的找尖利物割傷自己，用皮肉的疼痛換取片刻的冷靜，我在他面前用圍巾勒住自己的脖子，擰到不能呼吸，把醫院給我的鎮定劑一顆一顆的給吞了，我歇斯底里的哭，我跪下求饒，求他不要這樣對我，因為那時候的他是我的天！

我先生說他想了好幾年，就是害怕我這樣發怒，所以一直不敢跟我提分手，但他已經承受不住我長期的憂鬱和偶爾歇斯底里的壞脾氣，暴怒的亂砸東西和習慣性的自殘，這些都讓他感到害怕。但我卻都不自覺，因為他從來沒有跟我溝通過，而我也從不曾跟他聊過我過往的童年。我帶給他的壓力壓得他喘不過氣來，於是他選擇不告而別。那時的我已經沒心情工作，對於失去他我感到害怕和恐慌，他離開家的那幾天，我每天都會去他的公司或他的客戶公司門口等他，一等就是好幾個小時，簡訊一封一封的傳，傳給他的簡訊好像是自己在自言自語，但他一封都沒有回，手機都是關機狀態，後來朋友才告訴我，我的電話被他封鎖了，他就像逃走般的失去聯絡。

他的不告而別，7 月 28 日我也把自己送進了療養院。那時候我才剛接受高老師第一次的諮商，那時我才明白我是重度邊緣性人格。很感謝在我掛急診的第二天，高老師來急診病房看我，但最後我還是住院了，因為我已經受不了那空蕩蕩的房間，幻聽和幻影讓我感到害怕，空虛寂寞、心跳加快，快沒辦法呼吸！

在病房裡接受保護，隔絕外面詭譎複雜的世界，我感到放鬆有安全感，但卻也感到痛苦至極，只有藥物可以舒緩我緊張不安的情緒，醫生、護士、社工是我唯一抒發情感的管道，但下一步該怎麼走，該如何面對，我徬徨失措！在醫院裡我發現我並不孤單，我找到和我一樣的族群，我可以不用遮掩我的另外一面，即使聽起來令人感到悲哀！還好醫院只願意收留我兩個禮拜，出院後我繼續找高老師諮商。至今已經過了四個月，高老師就像我的生活導師。到目前為止，我的情緒控管得很好，相當的穩定。

因為我是獨生女，從小父母就像金絲雀一樣把我關在漂亮的鳥籠裡，不愁吃穿，但偶爾也會被心情不好的主人發狂似的痛打一頓，尤其是我的媽媽。雖然我現在並不特別恨她，但我卻害怕她再度用言語傷害我。

在我有記憶以來，我的父母就一直吵架，他們的婚姻並不幸福，小時候聽到他們吵架我會在旁邊大哭，長大雖然不哭了，耳朵也是要被逼著敞開。全家一起出門時，他們也愛爭吵，我只能往車窗外看。最惹人厭的是，我媽總覺得是我害他們婚姻不幸福，她老愛講沒有我之前他們都不吵架的，現在為了我才不離婚的。

年幼時，不知道死很嚴重，無意間說媽媽如果覺得死比較好那就去死好了，媽還真的衝出去，連拖鞋都來不及脫，我嚇得趕快跑到門邊大哭求媽媽回來，媽媽才心軟的爬上樓回家，繼續她的裁縫工作。偶爾她會掉眼淚，她哭的時候我也會跟著哭，雖然不懂為什麼，但那時的我覺得媽媽很可憐。有一次她和爸爸吵架想要用窗簾上吊，嚇得我半死，我站在旁邊大哭叫媽媽不要這樣，爸爸也努力的阻止媽媽這樣的行為。媽媽曾經跟我玩躲貓貓的遊戲，她從幼稚園接我回家時，她叫我先走，我走著走著回頭看媽媽突然不見了，我又是一陣倉皇大哭，後來慢慢往回走才發現媽媽躲在一根還沒蓋好的房屋柱子後面！

上國小，我被要求考試成績平均要98分，達不到就會被打，因為常常達不到標準而被揍，所以平均分數有時候會向下微調，但我的印象中，我常因為成績不好而被處罰。我記得有天我帶著沒有達到目標的考卷回家，制服還沒脫下來，就把考卷放在客廳的桌面上，自己在原地繞圈圈，重複說著：「怎麼辦？怎麼辦？」見到媽媽回來，我央求媽媽不要打我，當然那是不可能的，又是一陣亂揮。所以現在有時候緊張時，我也會在原處打圈圈或走來走去，口中嚷著：「怎麼辦？怎麼辦？」這種慰藉的行為大概是從那時候養成的吧！現在我還在思索，國小考試分數高低到底能帶給我多大好處。因為怕被揍，常竄改考卷分數，要不然就是自己簽名。老師有時候發現，會在聯絡簿上通知父母，還好以前聯絡簿是爸爸簽的，爸爸好像裝沒看見，以免我被挨揍。我媽打我的工具有很多種，水管、延長線、衣架，不論什麼道具都會在我身上留下痕跡，到學校也免不了被同學嘲諷一番。

國中時期，我已經有反抗能力，已經不像國小乖乖的被揍，被打的時候已經會搶、會大吼大叫、會摔東西、會用鉛筆戳自己，我猜我暴怒的行為大概從這個時候養成的吧。

五專我念的是工科，班上只有四個女生，所以爸媽也特別緊張。我和其中兩位女同學比較好，下課沒有準時到家，這兩位女同學的家裡就會接到爸媽找人的電話。我和其中一位女生感情又特別好，她的媽媽接我家裡的電話接到受不了，託我好朋友告訴我：「找小孩找到別人家裡去，是什麼道理？」我跟爸媽說，他們才沒有再打擾人家。一有空堂，就把握時間和同學出去玩。五年來在爸媽眼裡，我是沒有空堂的。我非常不愛打電話回家報備，打回去也只是挨罵的份或被氣憤的掛電話，那時候他們已經不打我了，但我還是會怕，卻阻止不了我的玩性。

我還記得五專第一次班遊是去故宮，我求爸爸讓我參加，我記得我像被罰站一樣被爸爸訓誡了一番，說我年紀那麼小就知道要跟男生出去玩。我很納悶，我們班幾乎都是男同學，我每天都和他們相處，第一次跟同學出去玩是求來的，真是不容易。因為不能看電視、聽音樂、看小說，沒什麼休閒活動，假日大部分也只在家，所以只能讀書寫字，所以五專的功課不差，也寫了一手好字。五專二年級和班上男同學交往，一直到我大學二年級分手，他也因為我後來的瘋狂行為離開我，跟高老師談過之後才知道他是我第一個依附的對象。五專媽媽出了一場車禍脊椎受傷，那時候也不懂得怎麼照顧媽媽，只知道她常發脾氣，很難接近，常罵我不孝。這也變成後來我媽說我很壞的其中一個理由。

五專畢業後，媽媽一定要陪我去參加面試，買了兩套我很不喜歡的衣服，逼著我穿去面試。後來被一家上市的電子公司錄取，媽媽很高興。那時候我一邊上班一邊補習想考插大，到了考試期間，爸媽也會陪我去，害怕我遇到危險，真的覺得很討厭。後來爸爸怕我不高興，都會遠遠的跟在我後面看著我，好像我會不見一樣。第一次插大二日文系失敗了，第二次我只好考回本科系電子工程。還好爸爸贊成我念書，那時候媽媽覺得念完五專就

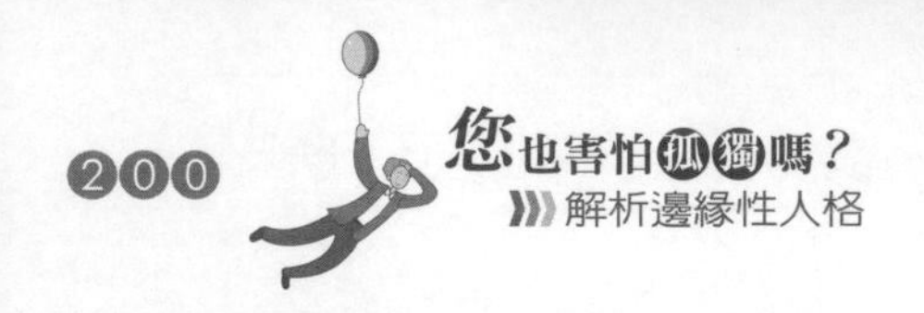

好了，女生念那麼多書最後還不是要嫁人，她常常舉例她朋友的女兒念完五專就在台積電上班，很好；我表姐夫念完五專也是待在聯電，很有前途。有幾個月的時間沒有工作，偶爾和也住在桃園的五專同學一起討論功課。媽媽對我的同學不錯，但後來熟了居然把家裡的大小事告訴我同學，我簡直氣炸了。同學離開後，我把椅子從三樓樓梯摔往二樓，我猜我的暴力傾向大概是從這時候被逼出來的吧。

爭執之後，我仍然是輸了。我們住在一起時常常有爭吵，她很會為我和爸爸編故事，常認為我和爸爸都欺騙她，聯合欺負她，其實我和爸爸也沒有很親，怎麼跟他聯手啊！我搬出去後，有天晚上睡前，媽媽似乎誣賴我什麼我已經忘了，我為了證明自己的清白，我已經瘋狂到去撞牆要她相信我，失控的亂砸東西，因為我非常的憤怒。第二天她終於被我趕出這間雅房，我看著她離去的背影，我沒有不捨，像發瘋似的笑了，當然在她心目中又多了一項不孝的證據。一個人住的時候，爸媽每天晚上七點或八點前都會撥電話給我，看我是不是在家，因為和房東住在一起，只要九點半垃圾車來了，房東倒完垃圾就會反鎖，所以家人也不會擔心我很晚還在外面。

大學畢業後，我繼續留在高雄工作，我打電話回家跟爸爸報備，爸爸居然哽咽跟我說桃園房子那麼大，只有爸爸一個人住，空蕩蕩，雖然會心疼，但我就是不想回家。後來順利的在台北找到工作，每天坐電聯車上下班，爸爸每天在客廳等門，等我到家才會關燈回房睡覺。我壓力很大，每每想和朋友吃飯或逛街，心裡頭還是會想著家裡還有爸爸在等，有時候覺得很掃興、很不高興，回家後會故意從他面前走過不打招呼。我跟爸爸說可不可以

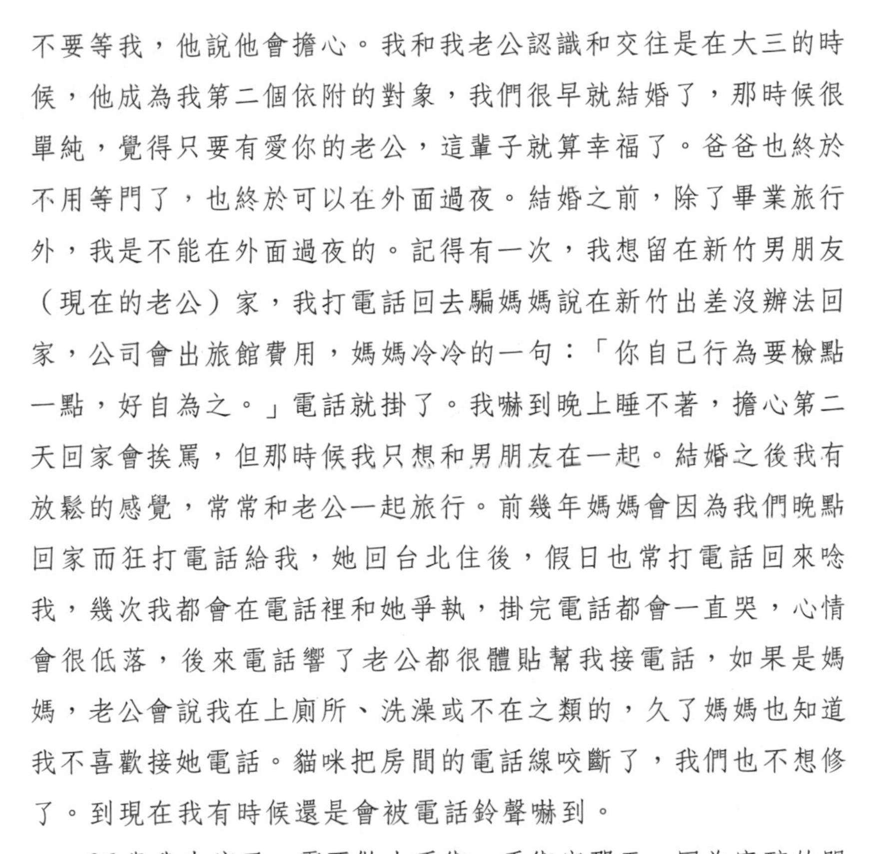

不要等我，他說他會擔心。我和我老公認識和交往是在大三的時候，他成為我第二個依附的對象，我們很早就結婚了，那時候很單純，覺得只要有愛你的老公，這輩子就算幸福了。爸爸也終於不用等門了，也終於可以在外面過夜。結婚之前，除了畢業旅行外，我是不能在外面過夜的。記得有一次，我想留在新竹男朋友（現在的老公）家，我打電話回去騙媽媽說在新竹出差沒辦法回家，公司會出旅館費用，媽媽冷冷的一句：「你自已行為要檢點一點，好自為之。」電話就掛了。我嚇到晚上睡不著，擔心第二天回家會挨罵，但那時候我只想和男朋友在一起。結婚之後我有放鬆的感覺，常常和老公一起旅行。前幾年媽媽會因為我們晚點回家而狂打電話給我，她回台北住後，假日也常打電話回來唸我，幾次我都會在電話裡和她爭執，掛完電話都會一直哭，心情會很低落，後來電話響了老公都很體貼幫我接電話，如果是媽媽，老公會說我在上廁所、洗澡或不在之類的，久了媽媽也知道我不喜歡接她電話。貓咪把房間的電話線咬斷了，我們也不想修了。到現在我有時候還是會被電話鈴聲嚇到。

26 歲我生病了，需要做小手術，手術完那天，因為麻醉的關係神智不太清楚，只知道很痛一直哭、一直發出微弱的哀嚎聲。我看到媽媽，本能性的伸出手想從她那裡得到溫暖，但她卻轉頭離開了，換來的卻是爸爸的手，雖然我因為正在退麻藥，頭很暈、傷口很痛，但心裡也很痛。高老師說，媽媽那次放手，是她最後一次和我解開心結的機會。的確，我們之後再也沒有什麼親密的互動，而我能避開她就避開她，在我生命中，她已經不太重要了，唯有留在心裡的是內疚和虧欠及別人對我那身為不孝女的眼光。

28 歲公司員工旅遊，第一次離開老公身邊，和同事出國。雖然只有短短的四天，卻也哭得稀里嘩啦！現在想起來都覺得好笑，原來我的老公竟然一直辛苦的扮演著媽媽的角色。29 歲和好朋友一起去日本遊學，一開始媽媽全力阻止，勸誡我一番，但我還是堅決的想勇敢踏出去看看，雖然心裡有點害怕，但也對外頭生活感到好奇，正好也有好朋友陪著。出國那天，媽媽上樓問我們要吃什麼？我跟她說我等會就要去機場了，大概是因為我很少不聽話吧，她很失望的說：「跟你說講了一堆勸你的話都當耳邊風，我是為你好居然不聽，以後發生什麼事就不要後悔。」雖然我不明白要後悔什麼，存錢到國外遊學學習獨立的生活，應該是件好事才對，應該感到自豪才對，但她卻生氣的甩上房門，我也害怕跟她說再見，就帶著虧欠的心離開去機場了。之後到日本打電話給她，她聽到我聲音就說「沒什麼事就別打」就掛了。只有爸爸一個禮拜會打國際電話關心我。

一開始很想老公，後來慢慢和外國同學玩開了，也就不那麼想家。我和我的朋友平日白天就上課，晚上常常到各個宿舍辦聚會，週末就和一群同學或只有我們兩個，搭著日本 JR 和新幹線自己規劃旅遊路線，背著包包去旅行，很知性也很充實，在這裡沒有家人的包袱，不用管太多人的眼光，就是放鬆的去做自己想做的事，這種感覺真的很好。和外國的學生玩得很開心，我們常常有 BBQ 聚會或做自己國家的料理的聚餐，那一次我和朋友還思考了很久，台灣料理到底是什麼呢？很有趣的，我們隨便準備，同學都覺得很特別也很開心吃到我們做的料理，我們也常和一群外國同學去居酒屋喝啤酒，體驗日本人下班後的文化。因為在國外很少有KTV，他們會覺得很稀奇，而我們也很愛陪著同學去唱歌。在台灣雖然 KTV 很多，我反而和朋友出去唱歌的機會很少。各種不同膚色的學生用日文聊天，聊自己國家的習俗，聊他們出國經驗，聊他們學習的東西，如語言、藝術、樂器，那時候我才覺得自己好渺小，我完全沒什麼東西可以和別人分享，覺得自己二十九年來好像虛度了，人生不就該像這些外國學生一樣，充滿生命力的接受任何挑戰！在他們面前我變得好慚愧。後來很多外國同學最後都回日本工作娶日本妻子，我思考著他們在他們的家鄉沒有包袱嗎？

三個月遊學生活很快就過去了，我享受到不受人壓制，不需要在乎別人想法，做什麼事不需經過別人同意，見識到國外和聽到外國同學不一樣的生活經驗。回台灣我幾乎快要不能呼吸，也開始了我憂鬱的人生。老公也被逼著過我憂鬱的生活，幾年下來他看著我自己傷害自己，逼著接受我失控的行為，和暴怒的情緒。

第一次和媽媽決裂式的爭吵是發生在 2011 年，因為我房間的電話線已經被貓咪咬壞了，我們沒有很積極的想修理，大部分都使用手機，家裡的室內電話就沒有那麼重要。媽媽依然喜歡打室內電話回桃園的家。有一天週末，她回桃園叫我去她房間談話，我很緊張，一直在房裡繞圈圈，口裡一直問怎麼辦怎麼辦。老公說你不是有藥嗎，快點先吞幾顆再去。我臨時找不到藥，也沒有心理準備媽媽會對我說什麼，就硬著頭皮去她房間，她問我：「為什麼要掛我電話？」我說我沒有掛，她堅持說我有掛，說我把電話拿起來聽到她的聲音就把電話掛了，我覺得莫名其妙，原本我很有耐心的解釋說沒有，她仍舊逼著我承認，我克制不住我失控的情緒，心臟疾速加快，喘息到不能呼吸，這是我每次情緒失控的徵兆。我爆發就像脫了韁，我大哭大鬧，歇斯底里，一直叫媽媽不要逼我，爸爸緊張得跑到媽媽房間，抱著我要安撫我失控的情緒，一邊安撫我一邊和媽媽吵架，我推開爸爸跟他說你不要這樣好不好，你這樣只會讓媽媽更恨我，我們三個人同時陷入泥漿裡，恐怖奇特的三角關係。這件事之後，媽媽更少回桃園，我們也沒有再聯絡，我心裡一直後悔為什麼要那麼衝動，直到我要去美國出差，我趁這機會去台北找她跟她說要出國的事，用這個理由跟她和好。後來媽媽到機場送我，我很感動。

第二次情緒失控是媽媽回家，我偷聽媽媽和爸爸的談話，媽媽跟爸爸講我很浪費錢買那麼多鞋子、衣服、包包……等等，最後又是那句我從小聽到大的：「都是你太寵她，我在教小孩你都要阻止……」我開始火冒三丈，但是我忍住回我的房間，跟老公說，媽媽又再講我壞話了，我控制我的情緒告訴自己只要躲在房間不要見到她就好，沒想到過沒多久，她又叫我去房間了，我急了，我怕她又用言語傷害我，又開始習慣性的往壞處想，是不是我又做錯什麼或者又要跟我溝通什麼，因為剛剛她和爸爸談話似乎對我非常生氣。我心臟加快緊張的到她房間，一個 35 歲的女生像小孩做錯事緊張的站在媽媽面前罰站等著被數落，現在想起來很可笑也很可悲，為什麼不能像平常母女一樣聊天，卻要用模式進行溝通，但我的精神已經不能再受任何刺激，基於保護自己的本能，我還沒等她開口，我就發怒了：「你到底要跟我說什麼，你已經在樓下唸我一輪了，你現在還要再罵我嗎？你不會累嗎？」她也很頑強的用力幫我複習過往的錯事，好多我都不記得了，誇張的是她連我 3 歲玩沙拉油有多壞的事都講出來，她說她有一天會把我有多不孝、多壞的事寫出來給我看。我說你不用寫了，我不會看的。媽媽以前很常寫字條給我，有些看了心裡都會難過，還好老公很體貼，會幫我過濾這些字條，只要不對勁的他就丟了。後來在一次爭吵中我告訴她，你別再寫字條給我了，我都沒看直接丟垃圾桶。矛盾的是，以前我曾經蒐集她的字條，被她發現了，她說我是不是要報復她，我在她面前激動的撕爛所有字條。

這次激烈的爭吵，我們已經一年沒聯絡了。

今年7月，老公在我無預警的情況下提出離婚，我不知道該怎麼辦，上網找到高老師。老公載我來諮商，因為我已經吃不下飯沒有力氣，還被精神藥物弄得很沒精神，來不及第二個禮拜的諮商，我已經崩潰的住進了醫院。出院後，我繼續找高老師諮商，除了把多年來積壓在心裡的情緒宣洩出來，也藉由諮商把心裡的內疚感釋放出來，偏差的行為導正過來，學習獨立生活，自己陪伴自己，把重心從老公身上轉移到其他事情上，建立自己的生活圈。目前和老公重新建立關係，而我也持續的成長中。

個案分析：邊緣人格的成因

我這些年來所接觸的邊緣人格案主，約有五分之一為重度，其餘則為中度，本章所介紹的八位案主中，有三位為重度，分別為第二、第五及這第七位。中、重度的分野，除了後者會出現割腕、自殺、情緒異常狂暴外，另一項值得注意的是，由於承受極大的苦痛與煎熬，會主動尋求精神科治療，服用精神藥物，如果您注意這三位重度邊緣人格者混亂的家庭背景、悽慘的童年，尤其是父母近似虐待的方式，就可明白人的心理嚴重狀況並非憑空而降，而是層次分明的顯示，當個體受到輕重不等的心靈衝擊，通常就會出現相對應的心理結果。

這位個案母親在在顯示自己嚴重的邊緣人格無法解決，極度缺乏安全感下，企圖與子女形成緊密的依附關係，從小將其視為禁臠與工具，稍有不順，就動輒打罵，如此操控以待的結果，子女長大後就極可能像長了翅膀的鳥，飛離牢籠後就遠走高飛，不再復返。

邊緣人格的諮商過程

由於部分被虐者會對施虐者產生變態依附，這位案主初期諮商時，客觀談及母親的不是，仍懷有些許內疚，尤其在孝道思想影響下的台灣，內心深藏著罪惡感，減輕如此非必要的自責是身為諮商工作者的工作之一。經過數回的交談，案主不再對去年與母親大吵和決裂懷有內疚，她開始了解那是長久下來被虐的自然反應，然而我希望案主日後能體會與家人攤牌、衝突、決裂後，如果因此讓他們知道你的原則與界線，而產生新的包容關係，是最成熟理性的風暴後的親子關係，因為對任何人心懷怨尤，終非心理健康之道。

我非常訝異她在兩回諮商後，竟因丈夫未回家，無法忍受獨自一人在家而自願住進精神療養院。她來電告知我後，隔天就遠赴桃療探望她。在醫院對她而言至少有人陪伴，不會有被遺棄的感受，兩星期後出院，藉著藥物與心理諮商，情況逐漸穩定且好轉。

諮商後的結果

當初這位案主前來諮商的主因為丈夫長期對其過度依附且情緒化的反應已無法容忍，欲結束婚姻關係，這對重度邊緣人格者而言，似如被判死刑般痛苦。記得首回諮商，夫婿載其前來，卻不願與我交談，可能不相信以其妻狀況，能獲得太大改善。

然而案主很有耐性的一次次定期諮商，且重拾過去的網球運動。一個月後，在先生不願與其同住下，開始自己住進民宿（新家裝潢中），兩個月後，原本關機，拒絕回應案主任何音訊的丈夫看到太太的改變，願意偶爾見面聚餐聊天。三個月後，先生感覺妻子能安排自己社交活動，互動時不再緊迫盯人，彼此開始有說有笑，因此表示未來可以一起同住。目前兩人搬進新居，互動狀況良好。

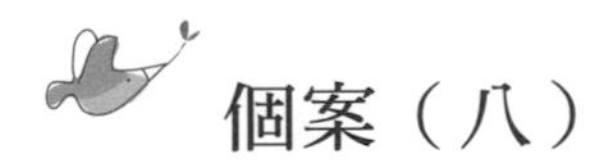

個案（八）

個別、家庭、青少年與邊緣人格心理諮商

焦急的父母帶著有情緒、行為、邊緣人格問題的青少年前來心理諮商。從跟孩子一個半月的個別諮商，到父母參與另一個半月的家庭諮商，同時涉入青少年及邊緣人格議題。諮商過後看到孩子、父母及整個家庭的改變，配合新書的即將完稿，以下是邀請三人留下三個月來每週六早上九點到十一點時於諮商室所發生極其難得的紀錄。

我是個獨生子，從小家裡就只有我一個小孩和爸爸、媽媽三個人。爸媽對我的栽培從來沒有少過，從小學小提琴、英文、鋼琴、桌球、圍棋等等各式各樣的才藝，有些我只有三分鐘熱度，但他們只要我想學，就很大方的讓我去。父母望子成龍，對我的期望當然是好幾倍的，記得從國中要畢業開始，我開始變得愛玩，學抽菸、蹺家、不念書，甚至不回家、跟父母吵架，連原本考上的公立高中都不好好念，念到休學一年後還被留級，當時的家裡氣氛真的很差，每天不是我在跟父母吵架，就是他們為了我在煩惱。一回家我就直接進房間，幾乎在家都不會講話，他們當然很擔心，非常想要跟我溝通，希望我可以不要再這樣荒唐，可以好好的念書，好好的待在學校，至少完成學業。但是當時就是聽不進去，認為我想要玩樂團，想要跟朋友每天都出去鬼混，我不要念書，晚上不想要待在家裡，不想聽父母叨念。

我就渾渾噩噩的過著日子，爸媽還是每天擔心，我一點都不在意，也不想改善家庭氣氛，認為反正我討厭回家，以後就會搬出去了，覺得那就這樣下去也沒差吧。直到有一天，爸爸突然進到我房間跟我說，這是一個家，應該是溫暖的地方，是我們大家的歸宿，不可以再讓這種氣氛持續下去，我們家裡的每一個人都要為了這個家做出改變。他說他找了一位心理諮商師，希望我排出一個假日，能夠和他和媽媽一起去，並不要求我一直去，只是希望我先配合一次，以後要不要去再說。那時我邊上著網邊聽，想的只是說，天啊！又來了，一定又要溝通什麼，還不是講得都一樣，到底有什麼好講的，馬上就說不要。一個禮拜過去了，爸爸幾乎每天都跟我講要我考慮，我抱著敷衍他希望他不要煩我的心態也就答應了。

就這樣，去了高老師那邊。高老師除了家裡發生問題時適時的給我們全家人意見外，我們填了幾張問卷，其中我了解到我是中度邊緣性人格。老師開始從嬰兒時期的記憶開始追溯，在小的時候我碰到了什麼事情，什麼事情刺激了我，還有各階段在家裡跟父母相處的情況，一步一步，很多早就不記得的事情，就這樣不停的湧出來，我們竟然建構出自己一路到現在的成長史。知道為什麼我會容易衝動，情緒為什麼有時會控制不住，甚至為什麼這麼缺乏自制。透過問答，逐漸了解自己，其實很多並不是自己的問題，也許是小時候的刺激以及當時身邊的人事物影響。但在了解中，高老師告訴我，現在挖出來、說出來，是為了讓自己能夠放下，然後做出改變，才是諮商的目的。

然而不只我，爸媽也跟著我一起做諮商，在旁邊聽著聽著，也跟著他們走了一次成長史，知道了為什麼我的父親這麼擇善固執，知道為什麼我的母親這麼獨立這麼精明，知道了這些後，好像我們的距離也更近了一些，開始能夠相互體諒，不再只是一味的責怪，家裡的氣氛也逐漸變好，當然這不是變法術，不可能馬上就能夠完全變好，在其中還是有許多磨擦，以及忍耐，但是至少我能夠了解彼此個性上的缺點，也就能夠互相提醒，口氣也緩和許多。我也開始認為，待在家其實沒有那麼難受，氣氛好了，其實和父母偶爾聊聊天，交換一下彼此一天的情況，也是很有趣的。

我知道做這些諮商，只是一些引導，只是給彼此一個機會了解，重要的是，我們必須自己承認錯誤，並且願意改變。高老師說，他能做的，只能修復五成的問題，剩下來的一半，必須家裡面持續的溝通，繼續的為對方著想，簡單來說，就仍然得靠我們自己努力，但是真的感謝高老師，要不是這些課程，我想，我永遠也沒有機會改變現狀吧！

青少年問題與邊緣人格的形成

國中畢業開始就變得愛玩、抽菸、蹺家……，對照他從小在父母鼓勵下所學的琴棋書畫等十八般武藝，加上國中課業繁重，個案曾說：從國中開始就甚少在假日全家出遊，課業的壓力令人窒息……，當窒息過後，疲憊的心靈就想放鬆，欲放鬆的程度與曾承受的壓力成正比，因此個案考上公立高中後，似乎已對父母交代，他想好好補償過去缺乏歡樂的日子。此時父母希望他再接再厲完成高中學業。但他已力不從心，且嚴厲反抗，甚至與父親出現肢體衝突。

個案出生兩個月後就由保母帶，我們看一段母親如何在這段期間的敘述：1 歲半時，因在保母家整天看電視，擔心成為電視兒童，提前送他去幼稚園。從此時開始，每每送他去時，就開始抓著我大腿哭鬧，不願讓我離開，每次聽著他的哭聲就心如刀割的忍痛離開。這種情況一直到小學二年級都是如此……。母親形容直到小二，個案才適應與母親分離焦慮的煎熬。對 3 歲前的孩子而言，須每天面對與母親的分離，孩子淒厲的哭聲與絕望心情，就如同我們成人須每天面對情人欲跟我們分手一般痛苦，這種痛苦就是心如刀割，我們大人所面臨的椎心之痛，是否能讓不滿 3 歲的嬰幼兒免於此痛？

青少年與邊緣人格的諮商過程

目前個案經常與女友在一起，如膠似漆的相處，忽略了家庭聚會時間，這是青少年轉移依附關係的現象之一，父母期待能增加在家時間，對個案而言似乎有許多不願在家的原因。最大原因之一是母親時時刻刻依循從小建立的依附經驗，從早晨叫個案起床，到衣服穿得太少都會不厭其煩的強力要求。個案對母親的好意提醒極其反感，每每引發衝突。我先與母親探討每日事必躬親叫孩子起床的背後動機，怕他遲到被學校記過、退學？還是依附過程中，已成為強迫性，對孩子的習慣性依附行為？對近 18 歲已快成年，衣服穿少了，仍會執意要求多穿衣服，不惜因小事衝突不斷，也可能造成未來子女自我照顧上的失能。

母親似乎察覺了問題所在，開始克制叫孩子起床或執意要求多穿衣服等事，我同時也與個案討論，如果母親改變了這些令他抓狂的互動，是否能增加與家人聚會時間？他樂觀其成，一個月後，母親真的減少了這些作為，個案也認可母親的改變，願意每週三晚間與父母共同用餐，這是加強家庭成員凝聚力的好的開始。

家庭諮商結果

每回由父母帶來的青少年，我都在初期慎重其事的向個案保證，不自傷或傷人外，只要他不希望讓家長知道任何事，我們定會為他保有隱私，目的是希望個案能放心的將心事說出，我們才能幫他們解決問題。當然就我們諮商師的立場，與青少年在初期諮商建立信任關係，幾乎已成功一半，相信這也是這位個案願意持續前來的主因之一。

結束個別諮商後，我們開始進行家庭諮商，我希望個案多了解父母的內心世界，同時藉著訴說自己的成長經歷，父母也能通曉在隔代影響下的家庭互動。結果母親發現，自己母親的情緒化、焦慮、嘮叨等性格，影響了她對個案的教養態度；而祖父的軍事化管教，讓父親在求學過程中歷盡艱辛才得以突破逆境，父親希望自己的孩子避免像他在成長過程中走了那麼多冤枉路，因此從小的菁英式學習，對課業的極端要求，都鑄下個案日後遠離書本的後果。青少年的心理模式為，當父母過度要求某特定事務，他們會以自虐方式故意忽略此要求，作為內在的抗拒，就爭取獨立自主而言，這樣的抗拒可能是對的，然而希望個案能在同理父母的心路歷程自訴中，了解父母苦心要求的背後，可能誤解對父母的內在負面情緒。

個案在諮商室內對父母的情緒反應雖有進步，但仍有改善空間，然而數度表示自己過去情緒極易失控的現象已大幅改善，在與女友的相處過程中，尤其感到自己的進步。有回個別諮商時，還私下告訴我校內原本會發生學長、學弟間的衝突，經他從中斡旋而化解；父母當初擔心個案的校內表現，可能被退學而來諮商，三個月後的今天，如同個案在文章中表示，他願意努力改變。

我們也看看父母親對家庭諮商的感想，有許多發人深省的啟示。

母親對家庭諮商的感想：一位邊緣性人格媽媽的心路歷程

坐在學校會議室內，跟爸爸坐在裡面相對無語，等待著主任教官、導師、輔導老師來，靜靜地聽著外面走廊三三兩兩學生走過打鬧的嘻笑聲，難過、擔憂心情卻難以平靜下來。這次來學校的事件是兒子因勸導不滿，衝動要去打教官，學校希望家長能到校說明並提出解決方法。這三年來已經不知是第幾次面對這種場景，也是這些年一直無法解開的疑惑，為什麼原本活潑、可愛、貼心的兒子會變成今天這樣？

兒子是在我們結婚三年後出生，因外子是軍職，兒子 2 歲前，工作單位常調動，而我是一位職業婦女，兒子兩個月大，就開始讓保母帶，每天早上八點前送去，晚上七點前接回家，跟兒子關係非常親密，雖然接送辛苦，隨著兒子活潑、可愛成長，是最大的慰藉與快樂的泉源。

保母對於兒子飲食及健康上非常細心，1 歲半時，因在保母家整天看電視，擔心成為電視兒童，提前送他去幼稚園。從此時開始，每每送他去時，就開始抓著我大腿哭鬧，不願讓我離開，每次聽著他的哭聲就心如刀割的忍痛離開。這種情況一直到小學二年級都是如此，一直以為是兒子還小，依賴我不忍分離，才會有如此情況。小學三年級時，因為老師處理糾紛不公，兒子安親班下課後，就離家出走，這是第一次行為發生異狀，之後雖有調皮搗蛋的行為，總想小男生哪個不是如此？國二開始偶有語言與行為上的頂撞，對學校老師及父母都會，雖很難過與無法接受，但心想在青春期的小孩是如此，我們自己都曾經走過那樣青澀不安的年紀！必須耐著性子陪著他走過度過！

高一開始，似乎完全變了一個人。在家跟刺蝟一樣，跟他說話就頂撞，口不擇言怒罵，在校入學新生相關該繳的資料完全遲交，作業不交，晚上不睡覺，跑出去跟朋友整夜玩、混網咖，早上叫不起床，白天上課時睡覺，有時連續好幾天徹夜不回家，上課、期末考直接趴著睡覺，完全不理會學校任何活動及正常學生應該有的行為，曠課、記過累積數十次，爸媽只要責罵他，就會爆發言語或肢體上激烈衝突。後來又迷上飆車，先是借朋友摩托車騎，後來為了讓他能多在家裡，拗不過幫他買摩托車，結果又是另一個噩夢開始，多次違規被警察抓，甚至半夜飆車、無照駕駛被帶到警察局，要我們保他回家。

在兒子這些轉變下，訝異、失望亦無助，也難以控制自己的情緒，歇斯底里的與兒子爆發衝突，惡劣關係一觸即發。兒子在這種種脫序行為下，高一休學，重讀高一又被留級，多次又與學

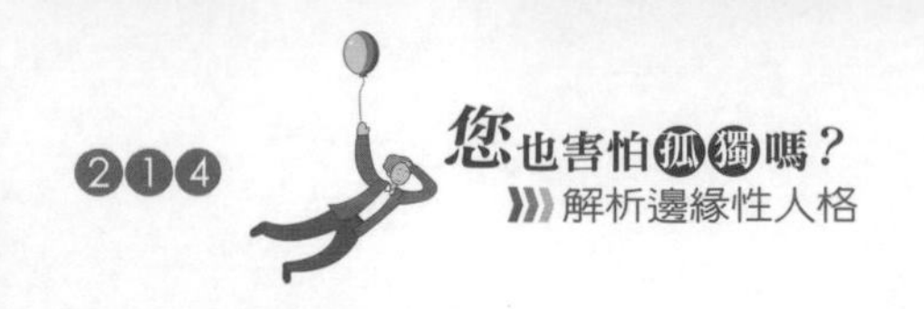

校教官、老師發生衝突。面對兒子這樣行為，罵過、哭過、求過他，怎麼都束手無策！這次事件更加嚴重，對教官勸導不滿，甚至衝動想要去打教官，學校這次約談，已經下最後通牒希望兒子能轉學。我跟爸爸幾乎所有方法都試過，動之以情、誘之以利、斷絕金錢來源等，甚至求神拜佛都試過，束手無策、心力交瘁，每天白天擔心學校來電又告知兒子闖禍，晚上擔心今天兒子會不會回家，這樣日子多少次夜裡跟爸爸痛徹心扉地淚眼相對，萬念俱灰，自責、憤怒、失望心情下，親子關係一天比一天惡劣。我們到底做錯了什麼嗎？這是每當夜深人靜時，不斷問自己的問題。在偶然機會下，聽到「心理諮商」這樣的名詞，爸爸從事法律，我念企管，從未接觸心理諮商的領域，從不願意面對，到後來姑且一試的心態，鼓起勇氣打給高育仁老師，於是正式開始展開約三個月的心理諮商療程。

第一次懷著忐忑的心情跟爸爸兩人到高老師諮商工作室，簡潔的空間擺著一張雙人沙發、兩張單人椅，讓人心裡平靜下來，娓娓道著從未對他人訴說兒子劇變心性的歷程。「邊緣性人格」？高老師耐心聆聽完畢後，告訴我們這樣的名詞，按捺著詫異的心情，靜靜聽高老師分析邊緣性人格。聽完分析，似乎一步步地切中兒子這些年來的表現，讓我心痛卻也重新燃起希望，這樣的諮商會對兒子及我們家庭有幫助的，另一方面依現在的親子關係，擔心兒子會不會抗拒，怎麼樣才能說服他來參與呢？聽完我們的擔憂後，經驗豐富的高老師給予我們建議，以改善我們家庭關係的角度來說服，讓我們成功說服兒子願意踏出諮商的第一步。

諮商第一天，坐在諮商室外忐忑不安，到高老師請我們進去一起諮商，看見兒子面帶笑容時，擔憂的心情頓時放下來，堅信家庭諮商這樣的決定是對的。透過這樣諮商過程了解，兒子是太小送到保母家及幼稚園，而產生這樣焦慮分離的不愉快童年經驗所導致的邊緣性人格，加上因我小時候也曾短暫被媽媽送給姑姑當女兒的痛苦陰影，而我也是邊緣性人格所致，於是與兒子之間產生依附關係，彼此這樣依附關係影響到後來兒子人格的發展。

兒子童年時期，我們夫妻關係，因為年輕氣盛，經常為了小事爭執，讓他感覺到父母常吵架，擔憂父母會離婚，再次感受到分離的恐懼。透過一次次諮商、一層層解析這樣的家庭關係，加深對兒子的內疚心情，更能理解與諒解他的行為，必須先改變自己對待他的心態，才能讓他願意重回這個家庭。

在這諮商的療程下，我們夫妻與兒子開始理解彼此的行為，兒子慢慢開始有些轉變，願意走回家庭，願意與我們每週一天共進晚餐。有時我們在看電視時，他會坐到旁邊陪著我們看，與我們說笑，討論時事，當他有怒氣時，也會看見他慢慢忍下來，語氣平和的說明，逐漸拉近彼此心的距離的親子關係，是我這些年夢寐以求的。

人的個性與心性，不是短期內可以立即改變，需要愛與耐心，透過高老師諮商讓我們家庭、親子關係改善，是讓我感動與感激的。幾週諮商過程，了解我們對兒子的過度保護心態與行為，是妨礙他獨立自主的最大阻礙，就如高老師所說，多說、多做會增進彼此親密關係的事，其餘不要太擔憂。面對最親愛的兒子，期待他會變得更好更獨立下，「放手」這是我們夫妻現在最重要的人生功課。

父親對家庭諮商的感想

我的孩子曾經是一個資優生，他喜歡看書，小學二年級不到，就已經開始看《三國演義》、《水滸傳》，而且能與大人討論。只要他想看書，我們就滿足他，書籍成套成套的買。小學二年級時參加數學競試，成績落點大約在全國前100名，我們滿心驕傲。為了培養他成為一個全才，從小我們送他去學小提琴，也通過了英國皇家學院某級的檢定。他喜歡運動，我們就送他去籃球營學籃球；想要游泳，就送他去學游泳；想打桌球，就送他去學桌球。小學五年級送他去菁英營，住知名的飯店，學習操舟、高爾夫球等。這些都是我們小時候無法學習的，也因為大人望子成龍的心態，小學就已經是陳立數學的學生，全英語補習班授課的常客，我們以為已給孩子最好的環境。

我是一個現役軍人，具有國立大學台字輩法學及管理雙碩士的學位，也在大學兼任講師，犬子3歲以前幾乎都不在家。內人也是國立大學台字輩的管理碩士，企業的高階經理人、大學的兼任講師，我們平常工作繁忙，就像現在一般的雙薪家庭一樣，為了不讓孩子放學無法照料，竭盡全力打聽較好的安親班、補習班，假日為了彌補孩子的辛苦，也常去旅行或運動，孩子的童年也就在我們認為完好及充實的學習中度過。

正因為我與內人受有完整的教育，總覺得孩子將在我們的期望及培養中成長茁壯，尤其總是記得他小時候可愛的笑容、優秀的成績，以及對母親的撒嬌與擁抱，可愛極了，卻從來沒有想過孩子有一天會有劇烈的變化，變化到我們無法理解與接受，變化到需要藉助心理諮商師的輔導，尤其是我對心理諮商充滿了懷疑與不解。

孩子大了，變化在國中升高中的時候，我總以為他會考上建中，也常開玩笑的講，孩子的個性活潑好動，附中學風較為開放，能讀書能玩，附中就好！然而，放榜後未能盡意，孩子考上了中段的公立高中，我見他意志消沉，竟然在臉書上寫著「自甘墮落！為何我在補習班模擬考的時候，同學卻在家裡睡覺，竟還考的比我好」，從此也就不讀書了。

我們只有一個孩子，見到他變得流氣，與具有幫派色彩的孩子為伍，開始不回家、曠課、罵髒話、抽菸，有時還會喝醉，內心痛苦萬分與無助，為了想要讓他重新開始，幫他辦了休學，希望他休息一陣能重拾信心繼續完成學業。未幾，孩子開始要求購買機車，經過央求後我們自以為是的與他談條件，以復學用功讀書、按時回家為條件，開始我的錯誤的第一步，從此車禍、賠錢、半夜被警察叫去、未成年無照罰款的夢魘揮之不去，還要陪同去監理站上交通講習。我的法律都念到哪去了！我自責的淚水直流，直到淚流乾了。

沒收機車，也造成不小的風波，我與孩子劇烈衝突著，大打出手，機車藏了又被找到，雙方衝突不斷，孩子高喊著：「為什麼給我的東西又要剝奪！」我與內人成天在焦慮中度過，溝通卻不見效果。復學後，孩子信誓旦旦的說要開始念書，可是學習動力丟了要找回來，談何容易？有一搭沒一搭的繼續念，上課睡覺、功課不交、脾氣失常與同學及教官發生衝突，早已成為老師與教官眼中的頭痛人物。所幸復學後的班導師黃老師是個極有耐心的老師，在他的輔導下，與具有幫派色彩的朋友已逐漸失去聯絡，雖沒有大的過錯，但仍逃不過留級的命運。

進入念了三年的高一時序，我想孩子心裡必定也不好受，剛開始要求去補習，卻也是三天打魚兩天曬網。學校的班導師告訴我們，他較好的朋友也都是留級的同學。我們內心十分難過，課業也似乎未見好轉，功課仍然不繳，在一次與教官發生嚴重衝突後，我們決定尋求外力支援，因此，我們找到了高育仁心理諮商師。我還是有點鐵齒，甚至抱著半信半疑的立場，心想能高明到哪去？

諮商師剛開始謙虛的告訴我們，要看他與孩子的緣分，孩子願意到他諮商所才是最重要的，只要肯來就好解決，我與內人在半信半疑中將孩子騙去，未料！他謙恭和善的態度，軟化了孩子桀敖不馴的個性，不但持續的接受心理輔導，還在高諮商師出國暫停諮商的一週中，忘了彼此的約定，竟還問了：「怎麼這週沒有去高老師那？」

心理師的專業不容小覷，在一次又一次的個別諮商與家庭諮商中，他與孩子深談，誘導他願意說出了他的痛苦，進而排解，也讓我們了解孩子的創傷來自於家庭與學校，尤其影響最深的竟然是 3 歲之前缺乏呵護的感受、孩子見到父母因細故爭吵的情境，以及我們對孩子期望式教育的心理壓迫、學校教師無意的傷害，這讓身為軍人長期無法在家、對內人無法體諒以及對孩子期望過高，同時也是老師的我萬分愧疚，原來我們對於心理的了解是多麼的膚淺與無知，「心理會影響行為與動機」這句話或許人人會講，可是如何建構完善的、健康的心理卻是大眾所未知的，想要如何收穫，就要如何的栽，孩子的未來也是一樣，並不是一味的給予自以為最好的教育就可以得到甜美的果實，但也不是一味順從著孩子就會有善果。孩子心理的養成涉及到父母及老師的行為，因為心理影響的行為將會造成環境，該環境將會使孩子因為環境的因素而影響心理，成為一種循環，這就是原生家庭的遺傳性與學校的影響。

現代人長期處在緊張高壓的環境中，不要說人與人隔閡加劇，連親人間述說心情或許都有些顧忌，更何況橫跨兩代間的鴻溝，由於輩分的差別，孩子有些話、有些事可能是父母、老師永遠不會知道的，透過心理諮商，能讓孩子得以將本身的行為逐一檢討外，亦使得父母更加了解孩子，甚至檢討自己的行為與教育，促成完善的環境、良好的動機，避免造成負面的行為。

經過兩個多月的諮商，我們的家庭氣氛好轉了，孩子願意藉由與父母用餐的時機，聊聊天、說說心事，心性也穩定多了，雖然孩子的課業仍在努力中，但是我相信孩子一定會找出自己的一條路，心理諮商挽回了一個孩子與和樂的家庭！

結語

在結束本書前，我要告訴所有害怕孤獨的朋友一個您可能忽略的心靈祕密，孤獨並不可怕，可怕的是我們一直認為親人、伴侶才能克服孤獨，其實唯有自己才能真正超越孤獨。您自己才是最佳伴侶！

如果您閱畢此書後，仍為情所困，歡迎進入羅吉斯諮商所網站（www.rogersc.com.）與我們聯絡：（02）29350804。

我從小愛聽西洋老歌，最喜愛的樂團之一，美國樂團（America）曾獻聲鼓舞寂寞、孤獨的朋友，本書結束之際，希望這首非常好聽的歌（請到 You Tube 聽）能再次鼓舞孤獨之心！

Lonely People 寂寞的朋友們

This is for all the lonely people

這首歌獻給所有寂寞的人們

Thinking that life has passed them by

想想看，生命會稍縱即逝的！

Don’t give up until you drink from the silver cup

未飲用快樂泉源前，請勿放棄

And ride that highway in the sky

你該在高速公路享受奔馳快感！

This is for all the single people

這首歌獻給所有孤單的人們

Thinking that love has left them dry

想想看，我們尚未被真正愛過呢！

Don’t give up until you drink from the silver cup

未飲用快樂泉源前，請勿放棄

You never know until you try

不勇敢嘗試，怎會知道結果呢？

Well, I’m on my way

我已向前邁進！

Yes, I’m back to stay

我決定留下來！

Well, I’m on my way back home（Hit it）

我正在回家的路上！

國家圖書館出版品預行編目（CIP）資料

您也害怕孤獨嗎？解析邊緣性人格／
高育仁著. --初版. --臺北市：心理, 2014.08
面； 公分.--（心理治療系列；22146）

ISBN 978-986-191-606-4（平裝）

1.精神官能症 2.心理治療

415.99 103011564

心理治療系列 22146

您也害怕孤獨嗎？解析邊緣性人格

作　　者：高育仁
執行編輯：李　晶
總 編 輯：林敬堯
發 行 人：洪有義
出 版 者：心理出版社股份有限公司
地　　址：231 新北市新店區光明街 288 號 7 樓
電　　話：(02) 29150566
傳　　真：(02) 29152928
郵撥帳號：19293172　心理出版社股份有限公司
網　　址：http://www.psy.com.tw
電子信箱：psychoco@ms15.hinet.net
排 版 者：龍虎電腦排版股份有限公司
印 刷 者：龍虎電腦排版股份有限公司
初版一刷：2014 年 8 月
初版四刷：2021 年 1 月
I S B N：978-986-191-606-4
定　　價：新台幣 280 元